Warum es uns so schwerfällt, gesund zu leben

Daniel Schäfer

Warum es uns so schwerfällt, gesund zu leben

Gesundheitsregeln in Geschichte und Gegenwart

Springer

Daniel Schäfer
Institut für Geschichte und Ethik der Medizin
Universität zu Köln
Köln, Deutschland

ISBN 978-3-662-73780-4 ISBN 978-3-662-73781-1 (eBook)
https://doi.org/10.1007/978-3-662-73781-1

Die Deutsche Nationalbibliothek verzeichnet diese Publikation in der Deutschen National bibliografie; detaillierte bibliografische Daten sind im Internet über https://portal.dnb.de abrufbar.

Planung/Lektorat: Ken Kissinger
Springer ist ein Imprint der eingetragenen Gesellschaft Springer-Verlag GmbH, DE und ist ein Teil von Springer Nature.
Die Anschrift der Gesellschaft ist: Heidelberger Platz 3, 14197 Berlin, Germany
Wenn Sie dieses Produkt entsorgen, geben Sie das Papier bitte zum Recycling.

Der erste hat das Haar gespalten
Und einen Vortrag darüber gehalten.
Der zweite fügt es neu zusammen
Und muss die Ansicht des ersten verdammen.
Im Buch des dritten kann man lesen,
es sei nicht das richtige Haar gewesen.

Ludwig Fulda

Vorwort: Warum wir noch eine weitere Geschichte des gesunden Lebens brauchen

Gesundheit kann als zeitloses Gefühl gegenwärtigen Wohlbefindens umschrieben werden – und ist für Menschen dennoch ein zeitübergreifendes Thema. Ihr Fehlen beschäftigt manche ein Leben lang; es führt zu Einschränkungen in der Lebensgestaltung, hat berufliche, private, soziale Folgen. Zumindest die Minderung von Gesundheit wirkt in der Zeit: Einstige Krankheiten sind noch heute zu spüren, und schon jetzt machen wir uns Sorgen um zukünftige Beschwerden.

Erfahrung und Wissenschaft lehren uns zudem, dass Gesundheit nicht nur momentaner Zufall, sondern auch ein Ergebnis von vergangenem Risikomanagement und Gefahrenabwehr ist, und das nicht nur für einen Moment, sondern über ein ganzes Leben hinweg. Wer über längere Zeit bestimmte Risiken in Kauf nimmt, häuft sie womöglich an; die Wahrscheinlichkeit für Krankheit, Behinderung und Tod steigt dann. So gesehen ist die eigene Lebensgeschichte auch eine lebenslange Auseinandersetzung mit Gesundheitsrisiken. Anfangs geschieht dies unbewusst, später erkennen wir sie, kalkulieren sie womöglich bewusst ein – oder klammern sie aus.

Tatsächlich beschränkt sich der Einfluss der Vergangenheit und Zukunft auf die Gesundheit von heute nicht auf unsere eigene Biographie. Wie Generationen vor uns in Gesundheitsfragen gedacht und gehandelt haben, prägt zumindest indirekt unsere Gegenwart, beispielsweise unser Gesundheits- und Sozialsystem, unsere medizinischen, pflegerischen und diätetischen Möglichkeiten, unsere physischen Grenzen und psychischen Tabus.

Gesundheits- und Lebensregeln (Diätetik) begleiten nämlich die Menschheit seit vielen Jahrhunderten und in zahlreichen kulturellen Kontexten. Neben einer richtigen Ernährung spielen auch Fragen der körperlichen und geistigen Bewegung, der Erholung (Schlaf), der Sexualität und der Umwelt (Klima, Wohnraum) eine wichtige Rolle. Anhand dieser Faktoren wurden und werden die Erhaltung und gegebenenfalls Wiedergewinnung der Gesundheit in komplexen Konzepten diskutiert. Wir sehen aber, dass diese Diskurse oft in überschaubare Gesundheitspraktiken umgeformt und dabei stark vereinfacht werden.

Dieses kleine Buch will aus einer besonderen Perspektive der Geschichte der Gesundheit nachgehen. Es wagt in jedem seiner sechs Kapitel den ungewohnten Spagat zwischen gegenwärtigen und historischen Diskursen um das gesunde Leben. Neben einigen direkten Linien weist es auf zahlreiche Bezüge hin, die nur assoziativer Natur sind: zum Beispiel ähnliche Gesundheitspraktiken, Outings und Direktiven. Denn

> zentrale Narrative vom guten und glücklichen Leben [haben sich] über viele Jahrhunderte etabliert und in das kulturelle Gedächtnis eingebrannt (Endres 2025, S. 373).

Aber selbstredend fallen auch deutliche Unterschiede zwischen jetzt und früher ins Auge: Die moderne westliche Medizin mit ihrem Fokus auf rascher und effektiver Krankenversorgung rückte zumindest bis vor kurzem den Bereich der präventiven und therapeutischen Gesundheitsregeln in den Hintergrund. Ärztinnen und Ärzte verwiesen und verweisen bei Bedarf auf Spezialdisziplinen (z. B. Ernährungswissenschaft, Diätassistenz, Schlaf- und Sexualmedizin, Hygiene, Sportmedizin), auf kassenfinanzierte Gesundheitsprogramme oder schlicht auf Privatinitiativen. Dagegen spielte Diätetik in der vormodernen, therapeutisch ansonsten weitgehend hilflosen Heilkunde eine zentrale Rolle, vor allem bei den privilegierten Schichten. Und auch noch nach 1800 hatten und haben viele medizinische Laien großes Interesse an möglichst einfachen diätetischen Regeln, was den Aufstieg alternativmedizinischer Gesundheitsregimes (z. B. Wasserheilkunde, vegetarische Ernährung, Turnsport) in den letzten zwei Jahrhunderten wesentlich beförderte. In engem Zusammenhang damit steht zeitübergreifend die Diätetik zwischen Selbstverantwortung, Bevormundung und Religionsersatz.

Im Fokus dieses Buches steht also ein – hoffentlich auch unterhaltsamer – medizinhistorisch-ethischer Streifzug vor dem Hintergrund heutiger Erkenntnisse der Wissenschaften. Ein Schwerpunkt liegt dabei auf der Diätetik, deren Promotoren und Influencern im Spannungsfeld zwischen naturwissenschaftlicher Medizin und alternativen Angeboten, doch es soll auch auf ökonomische, soziale und psychologische Rahmenbedingungen eingegangen werden.

Ziel der Darstellung ist ein solider und gleichzeitig im guten Sinne populärwissenschaftlicher Überblick mit einem transdisziplinären und zugleich zeitlichen Ansatz: (Post-)Moderne Aspekte der westlichen Gesundheitsdiskussion sollen historisch zurückverfolgt und zugleich ‚begründet‘ werden. Denn was sich anhand historischer Quellen nachweisen lässt, könnte auch aktuelle Debatten verständlicher machen. Deswegen verschränkt fast jedes Kapitel einen aktuellen mit einem historischen Teil; der letztere fokussiert auf bestimmte Epochen im Zusammenhang mit dem Thema des Kapitels, sodass insgesamt auch eine kurze Geschichte der Diätetik und des gesunden Lebens vor Augen geführt wird.

Im ersten Kapitel werden zunächst einige Zahlen und Fakten zu den wichtigsten Bereichen des heutigen wissenschaftlichen Gesundheitsdiskurses angesprochen: Welche Rolle spielen dabei Ernährung, Bewegung, Schlaf- und Ruhezeiten, Stress, psychische Befindlichkeit, Sexualität und die Umwelt? Und was bedeutet eigentlich ursprünglich ‚Diät‘? Die historischen Wurzeln dieses Begriffs liegen im antiken Griechenland, wo kultisch-religiöse, philosophische und militärisch-athletische Traditionen aufeinandertrafen. Insbesondere außerhalb der Heilkunde wurde schon in der Antike einer individuellen Lebensregel das Wort geredet: Diätetik soll in die eigene Hand genommen und die Gesundheit von Leib und Seele geordnet werden.

Das zweite Kapitel geht unter dem Oberbegriff ‚Medikalisierung‘ zunächst auf die beiden diätetischen Hauptbereiche Ernährung und Bewegung ein. Die aktuelle Medizin diskutiert vor allem Folgen der quantitativen Fehlernährung, macht aber angesichts einer schwierigen Forschungslage – es gibt kaum überzeugende Beobachtungsstudien – qualitativ nur wenig Angaben, was denn eigentlich die Gesundheit fördert. Die griechisch-römische Heilkunde verfolgte demgegenüber mit ihrer umfassenden, wenn auch aus heutiger Sicht spekulativen Diätetik zur Erhaltung von Gesundheit und Behandlung von Krankheit einen breiten qualitativen Ansatz. Dieser wurde ausgehend von den naturtheoretischen Vorgaben der Spätantike in den nächsten 1500 Jahren immer weiter ausdifferenziert und verkompliziert – Gesundheit wurde damit zu einem für Laien kaum mehr durchschaubaren Thema.

Unter dem Stichwort ‚Paternalismus' verfolgt das dritte Kapitel einerseits den fundamentalen Wandel von der vormodernen Diätetik des 18. Jahrhunderts zur spezialisierten Ernährungsphysiologie und -wissenschaft um 1900, die sich auf quantitativ bestimmbare Hauptbestandteile der Nahrung konzentrierte. Mithilfe des autoritären Staates und seiner militärischen Führung, aber auch der Industrie und damaliger Medien bewirkten Physiologen und Chemiker als neue Experten für Lebens-Mittel tatsächlich bei breiten Bevölkerungsschichten eine drastische Verschiebung der Ernährung in Richtung proteinhaltiger Kost. Andererseits führten alternativmedizinische Gegen- und Reformbewegungen neben ihrem jeweiligen Fokus (etwa Homöopathie, Wasserheilkunde oder Vegetarianismus) die ursprüngliche Wertschätzung qualitativer Diätetik fort und verkündeten jeweils aus ihrer Sicht apodiktisch den Weg zum gesunden Leben. Neben Ernährung wurde auch die Bewegungstherapie zur Förderung von Gesundheit wiederentdeckt und eingefordert.

Das vierte Kapitel ist zeitübergreifend moralischen Implikationen der Gesundheitsdiskussion gewidmet, die Tendenzen zur Kriminalisierung, Medikalisierung und zum Paternalismus ergänzte oder ersetzte: Die vormoderne Pflicht, sich gesund zu erhalten, wandelte sich in eine postmoderne Selbstverantwortlichkeit für Gesundheit. Anhand der Krankheiten Alkoholismus und Adipositas wird zunächst die Rolle von Moralisierung bei der Bekämpfung ungesunder Lebensführung in Geschichte und Gegenwart verdeutlicht. Im aktuellen Zeitalter des Healthismus kommen aktuelle Trends zur Selbstkontrolle und -optimierung zur Sprache. Und schließlich werden entsprechende ‚Bekenntnisse‘ (Outings) zu einem gesunden Lebensstil exemplarisch vorgestellt und ausgewertet.

Im Gegensatz zu diesen Plädoyers für individuelle Gesundheitsvorsorge stellt sich im fünften Kapitel die Frage nach gesellschaftlicher Verantwortung für das Wohlergehen, primär unter ökonomischen Aspekten. Denn ärmere Menschen können aus verschiedenen Gründen sich nicht in gleicher Weise um ihre Gesundheit kümmern wie wohlhabendere Schichten; deshalb ist ihre Lebenserwartung in der Regel deutlich eingeschränkt. Neben vormodernen Gesundheitsregeln für die breite Bevölkerung entwickelte sich seit dem ausgehenden 18. Jahrhundert eine Public Health-Bewegung – aber was hat sich durch Einführung der Sozialversicherungen und durch die wachsende staatliche Gesundheitsfürsorge in den letzten 150 Jahren geändert?

Im letzten Kapitel wird es um die Kluft gehen, die sich oft zwischen rational hergeleitetem Wissen und rein empirisch begründeten Meinungen auf dem Gesundheitsmarkt auftut. Wie und warum entscheiden sich Menschen für bestimmte Strategien im Umgang mit Gesundheit? Welche Rolle spielt das kontrollierende Tracking (Selbstvermessen) von Gesundheitsparametern, welche das spontane Verhalten und Entscheiden? Dass psychologische Grundeigenschaften der Persönlichkeit, aber auch kognitive Verzerrungen eine wichtige Rolle für das Gesundheitsverhalten spielen können, ist allerdings erst eine wissenschaftliche Erkenntnis der letzten Jahrzehnte.

Um keine falschen Erwartungen zu wecken: Dieses Buch zählt nicht zur Ratgeberliteratur; es gibt also keine Empfehlung für bestimmte Lebensweisen und schon gar nicht klärt es Detailfragen: etwa ob Intervallfasten oder Frühsport besser geeignet sind, ein gesundes und langes Leben zu erreichen. Es ersetzt auch nicht bisherige historische Darstellungen des gesunden Lebens. Aber es möchte über den ‚Umweg' der Geschichte verschiedene wichtige Facetten des Umgangs mit Gesundheit herausarbeiten und darüber zum Nachdenken anregen. Und am Ende aufgrund der gewonnenen Erkenntnisse die Frage diskutieren, warum es eigentlich uns trotz des enormen Zuwachses an Wissen auch heute noch so schwerfällt, gesund zu leben.

Daniel Schäfer

Inhaltsverzeichnis

1

Nur Essen und Trinken – oder mehr? Was gesundes Leben fördern soll

Jeder vernünftige Mensch soll bedenken, dass für die Menschen das Wertvollste die Gesundheit ist, und deshalb muss man aus eigener Kenntnis heraus bei den Krankheiten sich zu helfen wissen.
Corpus Hippocraticum,
Über die gesunde Lebensführung 9 (VI 87 L.)

Gesundheit gilt vielen Menschen als hohes, wenn nicht sogar höchstes oder wichtigstes Gut (Hinz et al 2010): Unter den traditionellen Glückwünschen zum Geburtstag rangiert sie ganz oben. Aber was ist eigentlich damit gemeint?

- Ein Kernbereich von Gesundheit definiert sich – insbesondere im deutschen Sprachraum – immer noch biomedizinisch durch die *Abwesenheit* von Krankheit und Gebrechen; daher ist nach dem Philosophen Hans Georg Gadamer (1993) ihre *Verborgenheit* ein wichtiger We-

D. Schäfer, *Warum es uns so schwerfällt, gesund zu leben*,
https://doi.org/10.1007/978-3-662-73781-1_1

senszug: Wer sich gesund fühlt, ist sich dessen kaum bewusst, im Unterschied zum Kranken, der Gesundheit vermisst.

- Aber jenseits dieser negativen stimmen aktuell die meisten Menschen in Deutschland auch einer *positiven, multidimensionalen Definition* zu: nämlich dass entsprechend der *World Health Organization* (WHO) Gesundheit normativ insbesondere einen Zustand umfassenden körperlichen, geistigen und sozialen Wohlbefindens bezeichnen soll.
- Darüber hinaus haben sich in der Forschung *angepasste Gesundheitsdefinitionen* etabliert. Dies geschah unter Verweis auf Gesellschaften, die von Alterung und dem Umgang mit chronischen und über lange Jahre lebensbegleitenden, symptomkontrollierten Erkrankungen geprägt sind. Solche Definitionen erkennen explizit an, dass auch Menschen mit dauerhaften Krankheiten und Einschränkungen gesund sein können. Die Betonung liegt dann nicht mehr wie in der WHO-Definition auf umfassender oder gar ‚vollständiger' Gesundheit, sondern auf der Fähigkeit, unvermeidliche Herausforderungen des Lebens aktiv und produktiv meistern zu können (relative/bedingte Gesundheit).
- Und schließlich gilt Gesundheit auch als *Megatrend in Wohlstandsgesellschaften;* dabei ist sie bei weitem nicht mehr nur Voraussetzung für Arbeits- und Leistungsfähigkeit und sichert damit das eigene Überleben, sondern bildet die Grundlage für Lebensqualität, Beziehungspflege, individuelle Lebensstile und für Selbstoptimierung.
- Zukunftsweisende Konzepte einer *One, Global, Holistic* oder *Planetary Health* schließen darüber hinaus noch ökologische Aspekte mit ein, die metaphorisch bis hin zu einer Gesundheit unseres Planeten Erde erweitert werden. Doch die Veränderungen durch den Klimawandel

(insbesondere steigende Temperaturen, extreme Wetterereignisse, Luftverschmutzung und die Ausbreitung von Infektionskrankheiten) haben nach Ansicht vieler medizinischer Experten dazu geführt, dass durch die WHO ein globaler Gesundheitsnotstand ausgerufen werden sollte (Übersicht zu Gesundheitskonzepten bei Franzkowiak/Hurrelmann 2022).

1.1 Aktuelle Befunde zum gesunden Leben

Angesichts dieser vielseitigen und hohen Wertschätzung kommt dem Erhalt einer wie auch immer definierten Gesundheit besondere Bedeutung zu. Welche Faktoren spielen dafür aus medizinisch-wissenschaftlicher Sicht gegenwärtig eine Rolle? Der Schweizer Präventivmediziner François van der Linde hat zu Beginn der 2000er-Jahre hierzu eine grobe Schätzung abgegeben (Abb. 1.1):

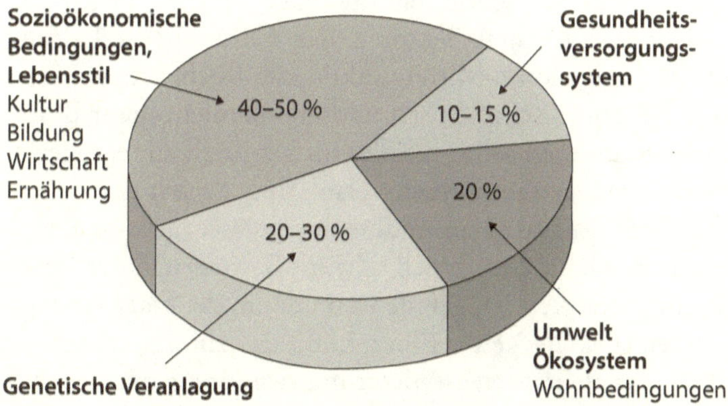

Abb. 1.1. Einflussfaktoren auf die Gesundheit nach François van der Linde, aus: spectra Gesundheitsförderung und Prävention, hrsg. vom [Schweizerischen] Bundesamt für Gesundheit 58, August 2006, S. 1

Auch wenn diese prozentualen Angaben sich in verschiedenen Gesellschaften und sozialen Schichten vermutlich deutlich unterscheiden, scheint aus heutiger Sicht klar: Jenseits einer genetischen (also angeborenen) Veranlagung spielen zu mehr als zwei Dritteln solche Faktoren eine Rolle für die individuelle Gesundheit, die möglicherweise beeinflussbar sind: eine zuträgliche Umwelt, günstige sozioökonomische Bedingungen und – bei van der Linde damit verknüpft – ein Lebensstil, der die Gesundheit fördert oder wenigstens ihr nicht schadet. Nur auf den ersten Blick überraschend wirkt der geringe Anteil (10–15 %), den die sogenannte Gesundheitsversorgung, also der gesamte medizinisch-pflegerische Bereich, ambulant wie stationär, auf die Gesundheit einer Bevölkerung haben soll; doch werden solche Angaben aus epidemiologischer Sicht immer wieder bestätigt. So hilfreich Medizin bei einer konkreten Erkrankung einzelner wirken kann, so statistisch nachrangig ist ihr Einfluss auf die Gesundheit einer Gesellschaft im Vergleich zu Ernährung, Bildung und Umwelt (einschließlich Lebensmittel- und Wohnraumhygiene). Angesichts dieses Befundes stellt sich schon hier die Frage, ob diesen eigentlich nicht-medizinischen Sektoren der Gesundheitserhaltung, die nachfolgend im Mittelpunkt dieses Buches stehen, politisch, ökonomisch, faktisch und mental nicht mehr Beachtung zukommen sollte, als dies im Vergleich zur etablierten medizinnahen ‚Gesundheitsversorgung' derzeit der Fall ist.

Allerdings gibt es zumindest einen dieser nicht-medizinischen Bereiche, der aktuell sehr im Bewusstsein der Bevölkerung verankert ist, gerade wenn es um die Frage eines gesunden Lebens geht: Einer Umfrage zufolge verbinden 90 % der deutschen Bevölkerung *Ernährung* mit Gesundheit (BMLEH-Ernährungsreport 2025). Natürlich bleibt unklar, was die Befragten hier unter ‚gesund' verstehen, also ob es ihnen mehrheitlich um mehr geht als bloß um die Erhaltung des Lebens oder um ein vages Wohlgefühl entsprechend der Volksweisheit: „Essen und Trinken hält Leib und Seele zusammen". Die Verknüpfung von Ernährung mit Gesundheit ist jedenfalls aus Sicht von Wissenschaftlern absolut richtig: Statistisch gesehen sterben nach der internationalen Studie *Global Burden of Disease* (Afshin et al. 2019) im Jahr 2017 allein in Deutschland etwa 130.000 Menschen als Folge einer ungesunden Ernährung insbesondere an Krebs, Herz-Kreislauf-Erkrankungen und Diabetes (wobei sich diese Zahl gegenüber 1990 bereits mehr als halbiert hat); hinzu kommt eine hohe Krankheitslast der Bevölkerung. Deutlich sichtbar reflektiert und fördert auch die Werbung den Trend zur gesunden Ernährung: Sogenannte *Health Claims* (gesundheitsbezogene Versprechen) werden inzwischen so häufig von Herstellern, Dienstleistern und Verkäufern eingesetzt, dass sie im Bereich der Ernährung europarechtlich durch eine Positivliste reglementiert sind. Nur ganz bestimmte Inhaltsstoffe (vor allem Vitamine, Mineralien und Spurenelemente) dürfen mit genau umschriebenen Formulierungen als gesundheitsfördernd angepriesen werden. Weitere Kennzeichnungen und Labels wie der in Frankreich entwickelte *Nutri-Score* bewerten mehr oder weniger pauschal das Nährwertprofil eines Produktes. Dies geschieht aber nicht mehr nüchtern durch einzelne *quantitative* Angaben beispielsweise der Kilokalorien oder -joule, sondern durch ein fünfstufiges Ampelsystem, das über Farben komplexe Empfehlungen der Ernährungswissenschaft sowie von Gesundheits- und Verbraucherorganisationen in ein einfaches Empfehlungs- und Warnsystem umsetzt. Dadurch sollen Verbraucher/-innen in der Lage sein, „ernährungsphysiologisch günstigere Erzeugnisse" innerhalb einer Lebensmittelkategorie zu identifizieren. Produkte werden also (durchaus umstritten, weil reduktionistisch) im Blick auf ihre grundsätzliche Eignung zur gesunden Ernährung *qualifiziert.* Die sehr einfache Handhabung des Nutri-Scores könnte Angebot und Auswahl von gesunden Lebensmitteln und damit deren regelmäßigen Einkauf niederschwellig und breitenwirksam erleichtern; vermutlich kann der Score aber weitere staatliche Reglementierungen – etwa Begrenzung des Zucker-, Salz- oder Fettgehaltes von verarbeiteten Lebensmitteln durch Steuern und Verbote – nicht ersetzen. Ferner lösen Labels und Verordnungen nicht das Problem, dass Kunden potenziell gesundheitsschädliche Produkte einmalig oder regelmäßig in sehr unterschiedlichen Mengen konsumieren. Denn offensichtlich spielt nicht nur bei Alkohol und anderen Drogen, sondern auch bei gewöhnlichen Nahrungsmitteln das Einhalten individueller und allgemeiner Obergrenzen eine wichtige Rolle.

Zur konkreten Ausgestaltung einer Ernährung gibt es unglaublich viele Empfehlungen inner- und außerhalb der Medizin, ob und welche Bestandteile von Essen und Trinken aus gesundheitlichen Gründen bevorzugt oder gemieden werden sollen. Das Interesse an besonderen ‚Diäten' (einschließlich Nahrungsergänzungsmitteln), die bestimmte Symptome beseitigen oder lindern oder ganz allgemein Wohlbefinden und Leistungsfähigkeit steigern und womöglich zu einem langen Leben beitragen sollen, ist immens. Doch die wissenschaftliche Evidenz der meisten Vorschläge bleibt gering oder ist nicht vorhanden (s. Abschn. 2.1).

Deutlich seltener als die Ernährung werden oder wurden auch noch andere Bereiche des Lebens, die nach heutigem Kenntnisstand ebenfalls die Gesundheit mehr oder weniger deutlich beeinflussen, in der öffentlichen Meinung mit einem gesunden Leben verknüpft: Bewegung, Schlaf- und Ruhezeiten, Stress, psychische Befindlichkeit, Sexualität und die Umwelt.

Bewegung wurde in der öffentlichen Wahrnehmung bis vor kurzem eher mit (Leistungs-)Sport sowie Fitnessprogrammen verbunden. An ihnen partizipieren hauptsächlich umschriebene (vor allem jüngere) Bevölkerungsgruppen, wobei der Gesundheitsaspekt eher nebensächlich wirkt. Auch Präventionskurse und Rehabilitationssport werden zwar schon seit längerer Zeit von den Gesundheitsberufen angeboten; sie beziehen sich aber – aufgrund der Förderungsbedingungen – häufig auf bestimmte Erkrankungen des Bewegungsapparates und des Herz-Kreislauf-Systems oder auf die Gewichtsreduktion, sind oft zeitlich befristet und erreichen bei weitem nicht die breite Bevölkerung. Gleichzeitig tragen „die vielen Annehmlichkeiten unserer modernen Welt – Auto, Bürojob, Fahrstühle, Lieferdienste" (Hollstein 2019) dazu bei, dass Bewegungsarmut und sitzende Tätigkeiten eher zu- als abnehmen. Diesem Trend versuchen immer wieder aktuelle Gesundheitsempfehlungen und -programme der WHO (s. Textbox 1.1) und vieler Sport- und Gesundheitsorganisationen wie des Deutschen Olympischen Sportbunds (Qualitätssiegel „Sport pro Gesundheit") oder der Bundesärztekammer („Rezept auf Bewegung") entgegenzuwirken; dabei stellen sie den generellen, im Vergleich zur Ernährung ähnlich hohen Präventionswert von Bewegung für eine Erhaltung der Gesundheit heraus.

Textbox 1.1: Empfehlungen der WHO zur körperlichen Aktivität (2021, https://www.who.int/europe/news-room/fact-sheets/item/physical-activity)

- Erwachsene ab 18 Jahren sollten sich pro Woche mindestens 150–300 min *moderat* oder 75–150 min *intensiv* bewegen, wobei beide Aktivitätsformen auch gemischt werden können.

- *Moderate* körperliche Aktivität umfasst dabei Sport mit 50–70 % der maximalen Herzfrequenz, bei dem man sich noch unterhalten kann (zügig mit dem Hund spazieren gehen, mit dem Fahrrad zur Arbeit fahren).
- *Intensive* körperliche Aktivität liegt im Bereich von 70–85 % der maximalen Herzfrequenz (z. B. Joggen, schnelles Radfahren). Eine Unterhaltung ist im Regelfall nicht mehr möglich.
- Zusätzliches Muskelaufbautraining sollte an mindestens 2 Tagen pro Woche durchgeführt werden.
- Ältere Menschen ab dem 65. Lebensjahr sollen zusätzlich zunehmend Aktivitäten in ihr Bewegungsprogramm einbauen, die den Fokus auf Gleichgewicht, Koordination und Stärkung der Muskelkraft legen – und dies an mindestens 3 Tagen in der Woche.

Wie viele Menschen in Deutschland aktuell diesen Empfehlungen folgen, ist schwer zu sagen. Nach einer Umfrage des Meinungsforschungsinstitut Forsa, an der 2022 etwa 1700 Personen ab 18 Jahren teilnahmen, bewegen sich im Alltag weiterhin 30 % weniger als eine halbe Stunde pro Tag; 20 % betreiben überhaupt keinen und weitere 25 % selten Sport. „Die Nation spaltet sich in Aktive und Couchpotatoes" (Beweg dich, Deutschland! 2022, S. 2). Dazu kommt, dass etwa 40 % (in Großstädten sogar 50 %) mindestens 8 h pro Tag eine sitzende Position einnehmen, die allerdings durch regelmäßige Bewegung mutmaßlich kompensiert werden kann.

Ob diese Kampagnen bewirken, dass mehr als bisher *regelmäßige* Bewegung als wesentlicher Gesundheitsfaktor in der Bevölkerung wahrgenommen wird, muss sich erst noch erweisen. Die erwähnte Forsa-Umfrage weist immerhin darauf hin, dass der Anteil derjenigen, die sich wenigstens 1–3 h pro Woche sportlich betätigen, seit 2013 langsam zunimmt (von 27 auf 32 %).

Zwischen einem weiteren Faktor, dem *Schlaf*, und einem gesunden Leben gibt es eine wechselseitige Beziehung: Wer gesund ist, schläft besser (Schlaf gut 2017, S. 34), und wer insgesamt ausreichend und qualitativ gut schläft, ist im Durchschnitt gesünder; allerdings ist hier eine Quantifizierung deutlich schwieriger als beim Thema Bewegung. Zu wenig Schlaf führt bekanntermaßen kurzfristig zu Konzentrations- und Gedächtnisstörungen und erhöht damit ähnlich wie Alkohol drastisch das Unfallrisiko. Ferner sinkt die Zahl einer bestimmten Gruppe von Abwehrzellen schon bei drei Stunden Schlafmangel deutlich, wodurch zum Beispiel Viruserkrankungen leichter ausbrechen können. Mittel- und langfristig fördert mangelhafter Schlaf offensichtlich Mikro-Entzündungen beispielsweise in den Blutgefäßen; vermutlich daher nehmen Atherosklerose und Herz-Kreislauf-Erkrankungen sowie die Sterblichkeit deutlich zu. Auch die Insulin-Resistenz von Körperzellen steigt, und mit ihr nehmen die Risiken für Typ2-Diabetes und Fettleibigkeit zu. Hormonell bedingt bauen Muskeln schneller ab, und es entstehen früher Hungergefühle. Während Schlafentzug kurzfristig antidepressiv wirken kann, führt chronischer Schlafmangel häufig zu psychischen Veränderungen (Antriebsschwäche, Stimmungsveränderungen). Verminderter Traumschlaf (REM-Phasen) könnte zu einer mangelnden Verarbeitung von Emotionen führen.

Mit dem Thema Schlaf verwandt ist die gesundheitsförderliche Rolle von *Ruhezeiten* für Arbeitnehmer im Schichtdienst, aber auch im Home-Office. Deshalb sind in Europa bislang als Arbeitsschutzmaßnahme mindestens elf Stunden Pause vorgeschrieben. Wird dieser Zeitraum zwischen zwei Arbeitseinsätzen mindestens einmal im Monat verkürzt, führt dies im Durchschnitt zu einer signifikant höheren Zahl psychosomatischer Beschwerden (z. B. Rückenschmerzen, unzureichende Work-Life-Balance; s. BAuA-Arbeitszeitbefragung 2019).

Dass *chronischer Stress,* ausgelöst durch eine Vielzahl unterschiedlicher Anforderungen und Belastungen, denen man nur unzureichend begegnen kann, häufig die Gesundheit beeinträchtigt, gehört mittlerweile fast schon zum Allgemeinwissen. Über die Ausschüttung von ‚Stresshormonen' (insbesondere Adrenalin, Noradrenalin und Cortisol) können Bluthochdruck (mit den nachfolgenden Herz-Kreislauf-Erkrankungen), Insulinresistenz (gegebenenfalls mit manifestem Typ2-Diabetes), ein durch Entzündungen gereiztes Magen-Darm-System, Fettleber, Schlafstörungen, Depressionen und Angststörungen entstehen; Hauterkrankungen wie Schuppenflechte oder Neurodermitis können sich verstärken. Dagegen könnte kurzfristiger Stress für Körper und Seele auch gesundheitsförderliche Aspekte für sich in Anspruch nehmen: Herzschlag und die Durchblutung nehmen zu, die Bronchien erweitern sich, Aufmerksamkeit und psychische Leistungsfähigkeit sowie die unspezifische Immunabwehr (u. a. Aktivität natürlicher Killerzellen) sind gesteigert.

Stress erscheint auch als eines der Hauptthemen, wenn über den viel diskutierten Zusammenhang zwischen *Psyche und Gesundheit* referiert wird: Die Ursachen und Folgen chronischer Anspannung bis hin zu Erschöpfung und Burnout werden (trotz nachweisbarer körperlicher Erscheinungen) häufig auf eine ‚seelische' oder geistige Verausgabung reduziert. Doch ist die Darstellung und Untersuchung psychischer Gesundheit stark davon abhängig, welches Konzept von ‚Seele' zugrunde gelegt wird (s. Textbox 1.2).

Textbox 1.2: Aktuelle wissenschaftliche Konzepte zur ‚Seele' und ihren Erkrankungen

Anders als die Gesellschaft vertreten weite Bereiche der heutigen Psychiatrie, Psychologie und Neurowissenschaften – verdeckt oder offen – ein bio-/physiologisches Modell von ‚Seele', das jede Form von Denken oder Fühlen (und deren Störungen) letztlich auf komplexe Gehirntätigkeiten zurückführt.

- Bei sogenannten hirnorganischen Psychosyndromen ist dies unbestritten: Hier führen nachweisbare stoffliche Veränderungen im Gehirn (z. B. erhöhter Hirndruck, Verletzungen oder Stoffwechselanomalien) unmittelbar zu kognitiven und/oder emotionalen Ausnahmezuständen, die zum Teil auch reversibel sind.
- Deutlich komplexer sind die biologischen Erklärungen von früher ‚endogen' genannten Psychosen wie Manien, Depressionen oder Erkrankungen aus dem schizophrenen Formenkreis.
- Unabhängig von der Psychiatrie, aber mittlerweile auch von ihren psychoanalytischen und tiefenpsychologischen Wurzeln geht die psychosomatische Medizin von einem untrennbaren Zusammenhang von Körper und Seele einschließlich ihrer sozialen Bedingtheiten aus; daher gibt es aus ihrer Sicht keine ausschließlich psychogenen (‚durch Seele entstehenden') Leiden. Konkret beschreibt sie beispielsweise die somatischen Folgen von Stress (s. o.) mithilfe von psychoneuroimmunologischen oder -endokrinologischen Modellen (d. h. vermittelt über eine neurale Stimulation der Körperabwehr oder über die Ausschüttung von Hormonen und Transmittern).
- Eine andere wichtige Gruppe von psychosomatischen Leiden bilden „physiologisch-funktionelle Störungen" (oder „somatoforme Störungen", falls die Betroffenen auf einer rein körperlichen Ursachenbestimmung beharren und gleichzeitig biographisch belastet erscheinen), bei denen mit naturwissenschaftlichen Methoden keine pathologischen Ursachen für die angegebenen subjektiven Beschwerden (Schmerz, Unruhe im Bauch, Schweißausbrüche, …) nachgewiesen werden können.
- Heute nicht mehr verfolgte psychosomatische Konzepte, die sieben oder mehr Haupterkrankungen (die „Holy Seven", etwa Bluthochdruck, Hyperthyreose oder Magen- und Zwölffingerdarmgeschwüre) primär auf seelische Konflikte zurückführen wollten, wirken immer noch unter medizinischen Laien und teilweise in der Ratgeberliteratur nach.
- Ebenfalls populär ist noch die Ansicht, dass negative Emotionen wie Trauer, Hass oder Gier unmittelbar pathogen wirken sollen: Demnach hätten verschiedenste Krankheiten, beispielsweise Krebs, direkte psychische Ursachen und ließen sich womöglich mit Psychotherapie heilen.

Neben diesem psychopathologischen Universum ist das Gegenteil davon, ein potenziell gesundheitsprotektiver Einfluss der Psyche, nur wenig erforscht. Am bekanntesten sind mittlerweile die Untersuchungen des Medizinsoziologen Aaron Antonovsky (1979) bei Frauen, die eine KZ-Haft überstanden hatten und dennoch ‚gesund' waren. Antonovsky schrieb ihnen eine innere Widerstandskraft (Resilienz) gegen schädliche Einflüsse zu, die zum entscheidenden Faktor für eine Salutogenese (Entstehung von Gesundheit) werde, einem Gegenpol zur eigentlich erwarteten Pathogenese.

Ein breites Spektrum von Atem- und Meditationstechniken zielt auf seelische und körperliche Entspannung und damit indirekt auch auf die Gesundheit; bei bestimmten Formen des Yoga wirken körperliche Übungen auch als Stimmungsaufheller.

Sexualität wird öffentlich nur selten unter dem Aspekt der Gesundheit betrachtet, obwohl Studien durchaus auch dazu Ergebnisse liefern: Falls sexuelle Praktiken mit körperlicher Aktivität einhergehen, fördern sie wie viele andere Arten der Bewegung insbesondere das Herz-Kreislauf-System, anscheinend vor allem bei Frauen, während in erster Linie bei älteren Männern auch die Gefahr von entsprechenden Erkrankungen (z. B. Infarkte oder Gefäßrupturen) bestehen. Ferner kann Sex am Abend zu einem guten Schlaf beitragen und ist im Idealfall durch die ausgeschütteten Endorphine und durch Absenkung des Cortisol- und Adrenalinspiegels ein gutes Mittel gegen chronischen Stress und Schmerzen. Der Austausch von Körperflüssigkeiten kann das Immunsystem stimulieren; allerdings ist dabei auch eine Infektion mit sexuell übertragbaren Krankheiten möglich. Männer können schon von einer geringen Zahl von Ejakulationen profitieren, weil ihr Risiko sinkt, an Prostatakrebs zu erkranken. Eine quantifizierbare Lebensverlängerung oder ein Anti-Aging-Effekt von Sexualität konnte bislang nicht nachgewiesen werden, wohl aber von Partnerschaft.

Insbesondere die Felder Stress und Sexualität berühren bereits externe, soziale Einflussfaktoren auf die eigene Gesundheit. Dies gilt auch für vielfältige Aspekte der *Umwelt*, wobei fast immer pathologische Wirkungen thematisiert werden: Bestimmte Arbeiten oder Arbeitsbedingungen, unzureichende (z. B. feuchte oder zu kleine) Wohnungen, Lärm (etwa durch Verkehr), Hitze und andere Klimafaktoren sowie insbesondere Luftverschmutzung durch bestimmte Gase oder Feinstaub können nachweislich krankmachen (Gesundheitsbericht 2015, S. 184–88). Aber wiederum nur verhältnismäßig wenig ist über gesunde Einflüsse der Umwelt wissenschaftlich erwiesen, am ehesten noch zur Klima- und Thalasso- (d. h. Meeres-)therapie, also zum Erfolg von Heilkuren und Rehabilitationsmaßnahmen an klimatisch bevorzugten Kurorten: Staubarme Luft im Hochgebirge mindert die milbenbedingte Krankheitslast von Allergikern, und ein sogenanntes Reizklima insbesondere durch feuchte, salzhaltige Luft befördert die Reinigung der Atemwege, mildert chronische Hauterkrankungen und stimuliert bei häufigen Infekten die Körperabwehr. Aber die positiven Wirkungen von Sonne, Wasser und Wind jenseits von Wellness und Entspannung bleiben unbestimmt, auch wenn sie von vielen im Urlaub sehr wohl empfunden und hochgeschätzt werden.

Diese aktuelle, sehr kursorische Übersicht zu öffentlich wahrgenommenen und wissenschaftlich untersuchten Gesundheitsfaktoren offenbart mehrere Besonderheiten:

- Die Stichworte ‚Gesundheit' oder ‚gesund' werden derzeit als Argument für oder gegen eine Verhaltensweise oder einen Einfluss nahezu überall eingesetzt; sie sind Begriffe, die (unter Umständen werbewirksam) Aufmerksamkeit auf sich ziehen.
- Entsprechend der negativen Gesundheitsdefinition (Abwesenheit von Krankheit) wird beim Aspekt Gesundheit häufig das Gegenteil davon angesprochen: nämlich das, was die Gesundheit mutmaßlich gefährdet und ver-

hindert werden muss. Zugespitzt könnte man behaupten, dass der Gesundheitsdiskurs eine Pathologisierung des Lebens fördert oder zumindest begleitet. Was hingegen Gesundheit fördert, bleibt oft unbestimmt.

- Ein Fokus im derzeitigen Gesundheitsdiskurs liegt auf Nahrung, Stressregulation und bestimmten Umweltgefahren; demgegenüber finden Bewegung, Schlaf und Sexualität deutlich weniger Beachtung.
- Ein wesentliches Problem der wissenschaftlichen Analyse einzelner Gesundheitsfaktoren sind Wechselwirkungen und Störfaktoren, die die genaue Bestimmung ihrer tatsächlichen Bedeutung sowie den Zusammenhang von Ursache und Wirkung erschweren (ein Beispiel: die Kombination von Fehlernährung, Bewegungsmangel und Tabak- oder Alkoholkonsum bei Übergewichtigen mit geringem sozioökonomischem Status).
- Es gibt nur wenige Studien oder Berichte, die verschiedene Bereiche gleichzeitig in den Blick nehmen, etwa Ernährung *und* Bewegung. Die Diversifizierung des (post-) modernen Lebens führt auch zu einer Zersplitterung des Gesundheitsdiskurses in viele Bereiche, der von unterschiedlichen Akteuren geführt wird, die anscheinend häufig nichts voneinander wissen: Gesund ist (vor allem) das persönlich Präferierte oder Erforschte.
- Praktisch alle Bereiche können durch persönliches Verhalten, aber auch durch sozialpolitische Rahmenbedingungen (z. B. Public Health-Regulierungen) verändert werden. Doch je nach wissenschaftlicher Blickrichtung und gesellschaftlich dominierender Einstellung werden Bemühungen um Gesundheit eher privatisiert oder sozialisiert. Ein offensichtlich entscheidender Faktor für den Gesundheitszustand einzelner ist der sozioökonomische Status: Je wohlhabender und gebildeter Menschen sind, desto gesünder sind sie und desto mehr achten sie bereichsübergreifend auf ihre Gesundheit (Gesundheit in Deutschland 2015, S. 148–56).

Eine wichtige, aber selten herausgestellte Gemeinsamkeit der aufgeführten Gesundheitsfaktoren stellt wohl auch ein Grundproblem des gesunden Lebens dar: Offensichtlich erfordern sie im Gegensatz zu vielen anderen Maßnahmen im Gesundheitssystem keine besondere, kurzfristige Aktivität, sondern vielmehr einen grundsätzlichen Lebensstil (bzw. eine dauerhafte Änderung desselben). Es geht in erster Linie *nicht* um eine Sechs-Wochen-Diät, um ein Training für den nächsten Marathon, um die Teilnahme an einem Yoga-Seminar oder um den Kuraufenthalt an der Nordsee. So nützlich diese Aktivitäten als Initiative sein mögen, so wenig bewirken sie, wenn ungesunde Lebensumstände im Alltag nicht gemindert oder gesunde nicht vermehrt werden. Doch warum fällt es uns so schwer, *regelmäßig* Gemüse statt Fastfood zu essen, Treppen statt Aufzüge zu benutzen, den Schlaf durch bildschirmfreie Abende zu fördern und unvermeidlichem Stress *dauerhaft* durch Meditation oder Entspannungsübungen zu begegnen?

Mögliche Antworten finden sich in den folgenden Kapiteln; doch zunächst werfen wir einen Rückblick auf Gesundheitslehren, die außerhalb der Medizin in der frühen abendländischen Geschichte diskutiert und gelebt wurden. Was galt in früheren Zeiten als relevant, und warum?

1.2 Antike Wurzeln einer Lehre vom guten Leben

Vorstellungen von Gesundheit finden sich ansatzweise bereits in frühen Hochkulturen. Gesundsein wurde beispielsweise im alten Ägypten „als das normale Funktionieren aller Körperteile angesehen, z. B. ‚zu essen, zu trinken, zum Beischlaf fähig zu sein‘ […] ‚zu entleeren aus dem After‘“ (sinngemäß zitiert nach dem Ägyptischen Totenbuch, Sprüche 48 und 110). Heilkundliches Wirken galt unter anderem einer „Wiederherstellung der Ordnung" *(sm3ᶜ)*, indem der „Zyklus von Speiseaufnahme, Verdauung und Ausscheidung" intakt gehalten wird (Westendorf 1978, S. 123, 134 f.).

Den Dingen des Lebens (gegebenenfalls wieder) eine Richtung oder Ordnung *(ma'at)* zu geben, scheint auch im benachbarten Kulturraum Griechenlands ein Grundbedürfnis gewesen zu sein, das sich dort mit dem altgriechischen Begriff *díaita* (Lebensweise; auch Wohnung im Sinne von Lebensraum) verband. Es ist nun interessant, dass dieses Wort im politisch-rechtlichen Bereich noch eine scheinbar ganz andere Bedeutung bekam, nämlich Diskussion oder Schlichtung. Beide Bedeutungen lassen sich aber auf das Verb *diaiteîn* (auseinandernehmen, verteilen) zurückführen: Nahrungsmittel, aber auch Argumente werden zerlegt, geordnet und verteilt (Wöhrle 1990, S. 31 f.). Dass unser Lehnwort ‚Diät' ursprünglich wohl auch damit zu tun hatte, das Leben mit seinen verschiedenen Interessen schlichtend zu ordnen (oder von einem Experten bzw. Coach ordnen zu lassen), ist weitgehend vergessen; aber die altertümlichen Übersetzungen ‚Lebensregel' oder ‚Regime' (von lat.: *regimen*) erinnern noch daran, dass zumindest in der Vormoderne eine Form von Selbst- oder Fremdregulierung oder gar -kontrolle damit verbunden wurde.

Die antike Medizin hat sich seit ihren überlieferten Anfängen im Besonderen auf die Diätetik, die Lehre von der angemessenen *díaita,* gestützt (s. Abschn. 2.2). Aber auch außerhalb eines engeren Kreises von Heilkundigen war unter den damals Gebildeten das Interesse an Lebensregeln groß. Frühe diätetische Regeln, die von der Pythagoreischen Schule etwa ab 500 v. Chr. und bei den Orphikern überliefert werden (u. a. Einschränkungen bzw. Verbot des Fleischkonsums; Bohnentabu), deuten auf Verbindungen zu Mysterienriten und kultischen Praktiken sowie zur Lehre von der Wiedergeburt. Ferner scheint zumindest bei späteren Pythagoräern Diätetik Teil einer asketisch-moralischen Erziehung zur Enthaltsamkeit und zur Befreiung von der Körperlichkeit gewesen zu sein (Wöhrle 1990, S. 44–46).

Aber auch jenseits von Religion und Ethik finden sich ethnographische und philosophische Wurzeln einer Lebenslehre: Der Historiker Herodot (5. Jh. v. Chr.) widmete beispielsweise der ägyptischen *díaita* mehrere Kapitel und behauptete, die dortigen Einwohner würden regelmäßig Speimittel (Emetika) und Klistiere benutzen, um den Körper von krankmachenden Speisen zu reinigen; (kultische?) Reinigung als diätetisches Leitmotiv im damaligen Ägypten erwähnt er auch im Blick auf Trinkgefäße, Kleidung, Beschneidung der Geschlechtsteile, Rasieren und Baden (Wöhrle 1990, S. 33–35).

Unter den vorsokratischen Philosophen sticht besonders Alkmaion von Kroton (um 500 v. Chr.) hervor, der Gesundheit als *isonomía* (Gleichberechtigung) der Kräfte einordnete, also als Zustand eines mutmaßlich dynamisch gedachten Gleichgewichts entgegengesetzter Qualitäten (feucht, trocken, kalt, warm, bitter, süß usw.; Wöhrle 1990, S. 48), was für die antike Medizin wenig später zu einer wichtigen Leitlinie wurde. Andere medizinnahe Vorsokratiker wie Demokrit verbanden ein gesundes Leben mit Vorstellungen von Harmonie und Maßhalten (Bergdolt 1999, S. 32 f.). In den späteren staatstheoretischen Schriften Platons, Aristoteles' und Xenophons sind die Erziehung zu einem gesunden Leben und die Auswahl einer gesundheitsförderlichen Umwelt (z. B. bei der Stadtplanung!) eine wichtige Voraussetzung für die ideale Gesellschaft (Wöhrle 1990, S. 140–50). Interessanterweise finden sich aber bei den großen Philosophen neben pauschalen Regeln zu Askese und Mäßigung auch erste Hinweise auf individuelle Unterschiede: Platon erwähnt in den *Gesetzen* (636a), dass es nicht möglich sei, „einem einzelnen Körper eine einzelne Handlungsweise vorzuschreiben, ohne dass sich dann zeigte, dass dieselbe Tätigkeit unseren Körpern das eine Mal nützt und ein anderes Mal schadet." Und Aristoteles gibt in der *Nikomachischen Ethik* (1991, S. 35–36; 1106b) ein konkretes diätetisches Beispiel für die Relativität des von ihm ansonsten idealisierten Mittelmaßes: „Wenn eine Essration von zehn Minen für einen Einzelnen zu viel, eine solche von zwei Minen aber zu wenig ist, so wird deshalb der Trainer nicht gerade sechs Minen anordnen. Denn auch dieses Quantum könnte je nachdem zu groß oder zu klein sein. Für einen [Wettkämpfer wie] Milon ist das zu wenig, für einen Anfänger in Körperübungen dagegen zu viel."

Dieses Beispiel führt uns zu einer weiteren wichtigen Wurzel der Diätetik, nämlich der professionellen Athletik und Gymnastik in den altgriechischen Stadtstaaten. Seit etwa 700 v. Chr. wurden in Olympia die gleichnamigen Spiele abgehalten, die gemeinsam mit anderen panhellenischen Spielen ein Ausdruck der Hochschätzung athletischer Leistung und eines aristokratischen (männlichen) Körperkultes waren. Wettkampfdisziplinen wie der Hoplitenlauf mit Waffen (s. Abb. 1.2) weisen außerdem deutlich auf den engen Zusammenhang mit militärischer Ertüchtigung hin.

Mit der Professionalisierung der Athletik entwickelte sich der Beruf des Trainers oder Sportlehrers (*paidotríbes*, später auch *gymnástes*) in den Gymnasien (primäre Bedeutung: Sportstätten). Schon der erwähnte Pythagoras soll auch ein „erfolgreicher Sportlehrer mit eigener Diätetik" gewesen sein (Riedweg 2001; vgl. Herakleides Pontikos fr. 40 ed. Wehrli). Am Beispiel des Herodikos von Selymbria (frühes 5. Jh. v. Chr.), aber auch noch spätrömischer Gymnastiklehrer lässt sich zeigen, dass solche Trainer sich tatsächlich

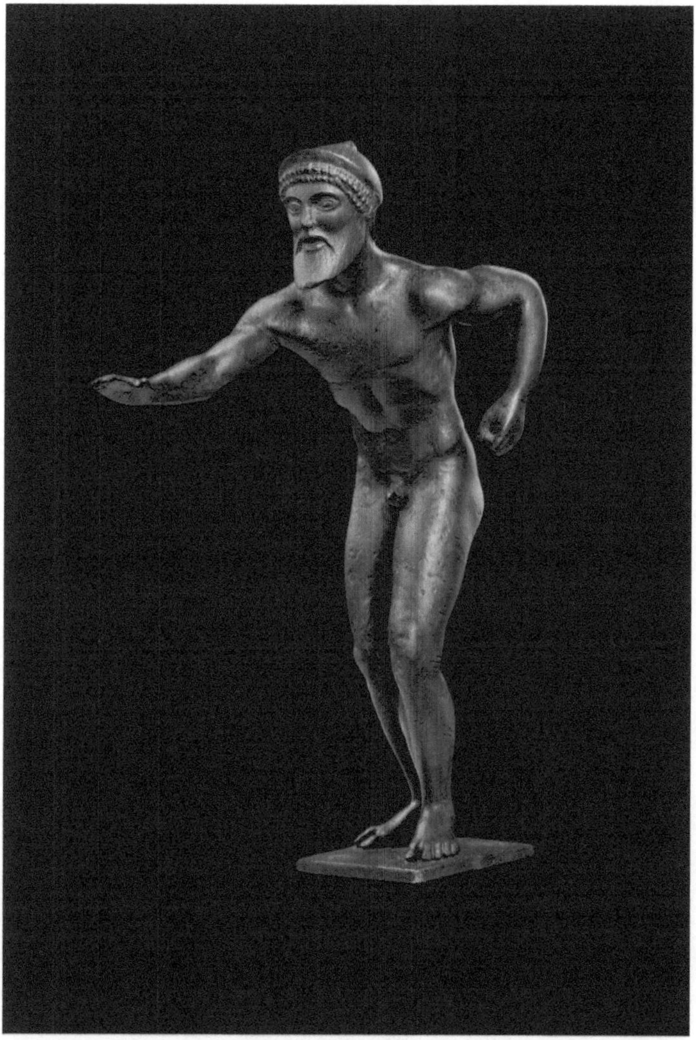

Abb. 1.2 Sogenannter Tübinger Waffenläufer, antike Statuette eines griechischen Athleten mit Helm und (verlorengegangenem) Schild in Starterposition aus der Zeit um 485 v. Chr.; © Institut für Klassische Archäologie|Thomas Zachmann

zur (aus ihrer sportlichen Sicht) richtigen Lebensweise äußerten und damit in Konkurrenz zu ausgebildeten Ärzten traten. So soll Herodikos gelehrt haben, dass für eine naturgemäße Lebensweise Anstrengungen und ein gehöriges Maß an Schmerz notwendig seien, da dadurch die Nahrung im Körper verteilt werde – Bewegung und Ernährung sind demnach also unter dem Aspekt des gesunden Lebens gemeinsam zu betrachten, und der moderne Sport-Slogan „No pain, no gain" klingt schon an. Platon und ein hippokratischer Autor warfen darüber hinaus dem Paidotriben vor, Trainingsmethoden (*pónoi:* eigentlich ‚Mühen') auf die Krankenbehandlung übertragen zu haben: „Herodikos hat die Fiebernden durch Laufen, viel Ringen und Schwitzbäder umgebracht" (Wöhrle 1990, S. 53–57).

Diätetik war also in ihrer altgriechischen Entstehungszeit (mutmaßlich 6.-4. Jh. v. Chr.) keineswegs nur ein ärztliches Thema, sondern insbesondere eines, das Religion und Kultus, Naturphilosophie, Politik und nicht zuletzt Athletik berührte. Auch in der hellenistischen Folgezeit gab es neben ärztlichen Schriften zahlreiche Überlegungen von Philosophen zum Thema Gesundheit. Allerdings wird es bei den frühen Kynikern und Stoikern neu bewertet: Es ist nicht mehr von staatstragender Bedeutung, sondern jeder und jede muss sich selbst mit körperlicher Gesundheit soweit auseinandersetzen, dass sie zur seelischen oder moralischen ‚Gesundheit' und damit zum persönlichen Glück *(eudaimónia)* beitragen kann. Das führte beispielsweise (nach einem Bericht des Diogenes Laertios) bei den Kynikern zu der Forderung nach körperlicher Askese: „ein genügsames Leben mit frugaler Kost und nur einem groben Mantel als Bekleidung […] Manche […] nehmen mit dem ersten besten Obdach vorlieb, auch einem Fass, wie Diogenes, der zu sagen pflegte, es sei göttlich, nichts zu bedürfen, und gottähnlich, nur wenig nötig zu haben" (zitiert nach Wöhrle

1995, S. 192). Bei Epikur ist Gesundheit hingegen insofern wichtig, als sie die Voraussetzung dafür bildet, vom Körper ungestört zu sein (*sómatos aochlesía*), was wiederum zu einer seelischen Ungestörtheit und damit zur *eudaimónia* führt (ebd., S. 194). Ziel ist also eine umfassende Autarkie von jeder Art von Störungen; dazu zählen neben den Begierden auch Affekte wie Furcht oder Trauer, die beispielsweise durch Krankheit ausgelöst oder verstärkt werden. Wer durch eine regelmäßige genügsame Lebensweise dagegen vorbeugt, handelt richtig.

Eine andere Linie der geistigen Auseinandersetzung mit Diätetik setzte schon bei dem bereits erwähnten Sokrates-Schüler Xenophon ein: Medizinische Laien wie der von ihm portraitierte Gutsbesitzer Ischomachos versuchen, die schon damals aufwendigen Vorschriften zur Erhaltung der Gesundheit in das Alltagsleben zu übertragen – individuelle Haus- und Landarbeiten werden von ihm so gestaltet, dass sie gleichzeitig gesundheitsdienlich sind (*Oikonomikos* 10–11; vgl. Wöhrle 1995, S. 199–200). Der römische Schriftsteller Celsus, der im frühen ersten Jahrhundert wohl die Meinung hellenistischer Quellen aufgriff, ging noch weiter, indem er selbstständigen Gesunden attestierte, überhaupt keinen Vorschriften verpflichtet zu sein und auch keinen Arzt oder Masseur zu benötigen (*nullis obligare se legibus debet, ac neque medico neque iatrolipta egere; De medicina* I,1); entscheidend seien für Gesunde allein eine abwechslungsreiche und ausgleichende Lebensweise. Damit redete er einer weiteren Form von Autarkie das Wort: einer Unabhängigkeit von der professionellen Heilkunst. Diese Autarkie berücksichtigte unterschiedliche Lebensformen und setzte auch die Fähigkeit voraus, sich selbst zu kennen und zu beherrschen. Fast zeitgleich und in demselben Kulturraum äußerte Plinius der Ältere dieselbe Ansicht: dass die Gesundheit des ganzen Körpers durch eine „unbeobachtete" (spontane) Vielfalt der Lebensweise gefördert werde (*varietate victus inobservata; Naturalis Historia* XXVIII 56). Und noch etwa 50 Jahre später (um 110 n. Chr.) ließ der römische Geschichtsschreiber Tacitus den Kaiser Tiberius über solche spotten, die auch noch nach ihrem 30. Lebensjahr nicht selbstständig darüber Bescheid wüssten, was ihrem Körper nützt oder schadet, sondern dafür fremden Rat in Anspruch nähmen (*Annales* VI 46; ähnlich Plutarch, *De tuenda sanitate* 26). Ungeachtet solcher Kritiken beschrieb ein so berühmter Autor wie der römische Senator Plinius der Jüngere etwa 100 n. Chr. detailliert diätetisch geprägte, aber gleichwohl individuell gestaltete Tagesabläufe berühmter Zeitgenossen, insbesondere seines eigenen Onkels Plinius des Älteren (*Epistola* III 6) und des einstigen Konsuls Vestricius Spurinna (*Epistola* III 1).

Es gab also bereits in der griechisch-römischen Antike eine beträchtliche Skepsis gegenüber einer (zu) strikten ärztlichen oder gymnastischen Diätetik: Arme und Werktätige hatten keine Zeit oder Kraft, sich den aufwendigen Regimes zu unterwerfen; Reiche insbesondere aus dem traditionell arztkritischen Rom wollten ihren Lebensstil nicht anpassen oder gar einer fremden Autorität unterstellen. Dieser Widerstand gegen das diätetische Expertentum begleitete die Gesundheitslehre von ihren Anfängen (vgl. Edelstein 1966, S. 172), und er setzt sich womöglich bis zur Gegenwart fort.

2

Nahrung und Bewegung als Arznei oder Gift? Von der Medikalisierung des gewöhnlichen Lebens

Darum sollt ihr nicht sorgen und sagen:
Was werden wir essen? *Was werden* wir *trinken?*

Matthäus 6,31

Die Übersicht zu Beginn des ersten Kapitels hat uns gezeigt, dass nach herrschender Meinung verschiedene Faktoren eine Rolle für die Erhaltung der Gesundheit spielen – an erster Stelle Ernährung, und daneben auch Bewegung. Gerade bei ersterer scheint auch der Beitrag der Wissenschaft zum gesellschaftlichen Diskurs besonders groß zu sein: Tausende von Studien untersuchen die eine oder andere Ernährungsweise als Ganzes oder auch im Detail. Dabei zeigt sich häufig ein erstaunlich heterogenes, oft sogar widersprüchliches Bild: Jahrzehntelang wurde beispielsweise eine Kost empfohlen, die fett- und cholesterinarm sein sollte: Möglichst keine Eier und keine Butter, hieß die Devise. Inzwischen sind viele Experten von dieser An-

D. Schäfer, *Warum es uns so schwerfällt, gesund zu leben*,
https://doi.org/10.1007/978-3-662-73781-1_2

sicht abgerückt: Fett könne tatsächlich auch gesund sein, und selbst gesättigte Fettsäuren werden inzwischen nicht mehr generell abgelehnt.

Solche Beispiele gibt es viele, und die Frage stellt sich, warum eigentlich die Ernährungswissenschaft, die solche Regeln aufstellt, auf so unsicheren Beinen steht. Offensichtlich gibt es ein Grundproblem, das zunächst im Blick auf die gegenwärtige Wissenslandschaft zu Ernährung (Abschn. 2.1) und Bewegung (Abschn. 2.2) analysiert wird. Dann folgt ein weiterer Rückblick zur antiken Diätetik (Abschn. 2.3) und zu den nachfolgenden Bestrebungen (Abschn. 2.4), das zunächst empirisch gewonnene Wissen spekulativ zu systematisieren; auf diese Weise wurde es allerdings zu einer nur noch von Experten zu durchschauenden Grundlage der vormodernen Heilkunde.

2.1 Aktuelle Forschung zur (Fehl-) Ernährung und ihren Folgen

Bei genauem Hinsehen haben die meisten Studien zur Ernährung seit jeher einen grundsätzlichen methodischen Mangel: Sie *beobachten* lediglich Personen, die ein bestimmtes Ernährungsprofil befolgen, und vergleichen sie mit anderen, die das nicht tun. Dazu werten sie meistens Aufzeichnungen der Teilnehmer/-innen aus. Daher können in der Regel die Goldstandards der klinischen Forschung nicht eingehalten werden: *zufällige* Verteilung von Personen auf mehrere Studiengruppen und *kontrolliertes* Verabreichen verschiedener therapeutischer Maßnahmen (idealerweise einschließlich Placebo-Therapien) unter der Maßgabe, dass *weder Studienteilnehmende noch Behandler wissen, wer welche Therapie erhält* (doppelt verblindete Interventionsstudie). In der Medizin sind zwar echte Doppelblindstudien relativ selten möglich, am ehesten noch bei der Überprüfung von Arzneimitteln. Aber auch schon eine zufällige Verteilung der Teilnehmer/-innen bei kontrollierten Interventionsstudien ohne Verblindung kann entscheidend dazu beitragen, den Einfluss störender Begleitfaktoren zu begrenzen. Doch bei Ernährungsstudien kann man in der Regel einer größeren Zahl von freiwilligen Teilnehmer/-innen nicht über einen längeren Zeitraum vorschreiben, wie sie sich ernähren sollen. Zwar kann der mutmaßliche Einfluss bestimmter einfacher Merkmale (z. B. Alter, Geschlecht, Einkommen oder Bildungsgrad) mit statistischen Methoden herausgerechnet werden; aber es ist schwierig zu bestimmen, welche Faktoren in welchem Umfang einen Einfluss haben. Und die kombinierte Wirkung einzelner Faktoren, z. B. verschiedener Lebensmittel, Verhaltensweisen, sozioökonomischer Umstände oder gar genetischer Profile, die potenziell einen Einfluss haben, kann kaum valide abgeschätzt werden. In einer exemplarischen Analyse beschrieben Patel et al. (2015), wie die unterschiedliche Gewichtung von 13 Faktoren bei Beobachtungstudien zu Vitaminen zu dem Ergebnis führen kann, dass die Einnahme von Vitamin E statistisch die Krankheitslast und Sterblichkeit entweder senkt – oder deutlich erhöht (vgl. auch Wilson 2019). Außerdem spielt der bekannte Publikations-Bias (systematische Verzerrung) eine bedeutende Rolle: Erwünschte bzw. Aufsehen erregende Ergebnisse werden eher veröffentlicht als das Gegenteil (wenn z. B. kein Zusammenhang zwischen Ernährung und Morbidität oder Mortalität hergestellt werden kann).

Der Datenwissenschaftler John Ioannidis schätzte, dass von etwa einer Million ernährungswissenschaftlicher Beiträge nur ein paar hundert den Standards ausreichend großer, qualitativ hochwertiger, randomisierter Studien genüge. Und in diesen aufwendigen Studien gelinge es fast nie, Ernährungsempfehlungen der einfachen Beobachtungsstudien insoweit zu bestätigen, dass durch sie tatsächlich eine Verlängerung der Lebenszeit erreicht wird. „Die Studien finden entweder keinen oder einen viel kleineren Effekt als die Beobachtungsstudien – so klein, dass er praktisch bedeutungslos ist.“ (Wilson 2019). Dies gilt erstaunlicherweise nicht nur für die Wirkung von Vitaminpräparaten oder Fischöl mit Omega 3-Fettsäuren, sondern auch für „Dreh- und Angelpunkte der heutigen Ernährungsberatung“, beispielsweise Ernährung mit Vollkornprodukten, Ballaststoffen, Obst und Gemüse im Blick auf das Endziel: Reduktion der Mortalität z. B. infolge eines geringeren Risikos für Herzinfarkte und Krebs. Metaanalysen widersprechen einander auch in der Frage, ob gesättigte Fettsäuren wirklich durch ungesättigte zu ersetzen sind, um den Cholesterinspiegel zu senken und dadurch Risiken für Herz-Kreislauf-Erkrankungen zu senken. Eine fettreiche Low-Carb-Diät kann zwar offensichtlich helfen, abzunehmen und die Zuckerkrankheit (Diabetes mellitus) zu vermeiden; ob dadurch aber das Leben tatsächlich statistisch signifikant verlängert wird, bleibt unklar. Lediglich der lebensverlängernde Einfluss leicht zu kontrollierender Parameter (wie etwa Senkung des Blutdrucks infolge salzarmer Kost) konnte in großen Studien überzeugend belegt werden.

Ein weiteres Problem aller Studien (auch der hochwertigen) ist die verhältnismäßig geringe Beobachtungszeit von oft nur wenigen Jahren; Folgen einer (Fehl-)Ernährung führen aber zumindest bei Erwachsenen häufig erst nach vielen Jahren zu deutlichen Krankheitserscheinungen und einer höheren Mortalität.

Natürlich können bei ernährungswissenschaftlichen *Tierversuchen* in Laboren die idealen Studienbedingungen weitgehend eingehalten werden, und dies wegen der kürzeren Lebenszyklen auch bei kurzen Beobachtungszeiten. Aber häufig lassen sich Ergebnisse von Kleintieren, insbesondere Nagern nicht direkt auf den Menschen übertragen.

Insgesamt scheint die derzeitige Studienlage über den Zusammenhang zwischen bestimmten Formen der Ernährung und der Gesundheit zumindest aus Sicht der statistisch Erfahrenen nicht viel mehr zu belegen als

- den Nutzen einer Substitution (Ergänzung von Folsäure, Vitaminen, Hormonen und Spurenelementen, aber nur bei eindeutiger Mangellage)
- den direkt schädigenden Einfluss bestimmter Nahrungs- und Genussmittel (Alkohol und anderer Drogen; bestimmter Pflanzen) in Abhängigkeit von der genossenen Menge. Im Übrigen gilt bei fast allen eingenommenen Speisen und Getränken, dass sie ab einer bestimmten Quantität schädlich für den Körper sind: „allein die dosis machts, daß ein Ding kein Gift sei" (*dosis facit venenum;* Paracelsus 1965, S. 510).
- die Existenz eines verhältnismäßig breiten Bereichs zwischen deutlichem Unter- und Übergewicht, innerhalb dessen Unterschiede in der Ernährung anscheinend keine relevanten Folgen für die Mortalität haben (vermutlich aber für Morbidität und vorzeitige Alterung).

Insbesondere interessiert sich die naturwissenschaftlich fundierte Medizin vor allem für Formen der Ernährung, die bei bestimmten Voraussetzungen zu Veränderungen des Stoffwechsels führen und deshalb zur *Ursache für Krankheiten* werden: Seit etwa hundert Jahren wird das sogenannte metabolische Syndrom (unter diesem Namen allerdings erst seit den 1960er-Jahren) als komplexe Stoffwechselstörung beschrieben. Ein möglicher Hauptweg der Störung beginnt bei einer teilweisen Resistenz (Unempfindlichkeit) der Körperzellen gegen das Hormon Insulin (Vorstufe des Diabetes mellitus Typ 2), wodurch der Insulin- und später auch der Blutzuckerspiegel dauerhaft ansteigen; gegen letzteren Anstieg arbeitet die Leber, indem sie vermehrt Fett aus Zucker synthetisiert, wodurch der Blutfettspiegel (freie Triglyzeride und LDL-Cholesterin) ebenfalls ansteigt und Fett insbesondere in den Bauchraum (viszerale Adipositas) und in die Leber eingelagert wird. Parallel oder infolge der dadurch getriggerten Atherosklerose und Arteriosklerose der Blutgefäße steigt der Blutdruck langsam an. Es ist allerdings von verschiedenen Wechselwirkungen und Kreisläufen zwischen diesen einzelnen Störungen auszugehen. Als unstrittige Hauptursachen des Syndroms gelten zu kalorienreiche Ernährung sowie Bewegungsmangel; außerdem gibt es genetische Anlagen, die die Prozesse unterstützen. Das metabolische Syndrom ist hierzulande eine der häufigsten Erkrankungen und wird mit zunehmendem Alter und Körpergewicht häufiger; kurz nach der Jahrtausendwende waren etwa 22 % der Männer und 18 % der Frauen ab 18 Jahren in Deutschland davon betroffen (Moebus et al. 2006), 2019 bereits ein Viertel der Bevölkerung (Schütte et al. 2023).

Zu diesem bereits seit längerem bekannten Syndrom gesellen sich seit wenigen Jahren Hinweise, dass sowohl Fett(zellen) als auch Zucker Entzündungsprozesse im Körper triggern können, indem beispielsweise bestimmte Immunzellen stimuliert werden. Allerdings lassen sich diese „stillen Entzündungen" bislang nur schwer nachweisen. Trotzdem haben die Hinweise viele Spekulationen über entsprechende Folgen ‚falscher' Ernährung und Lebensweise (z. B. zuviel Fett, Industriezucker, rotes Fleisch, Stress) befeuert.

Während also die *Art der Ernährung* nach bisheriger Forschungslage (unter Berücksichtigung hochwertiger Studien) insgesamt einen erstaunlicherweise eher geringen Einfluss auf Morbidität und Mortalität zu haben scheint, hat die aufgenommene *Menge* offensichtlich einen großen; beim metabolischen Syndrom gehen im Schnitt etwa 10 bis 15 Lebensjahre gegenüber Normalgewichtigen verloren. Neben der *Überernährung* insbesondere durch hochkalorische, leicht resorbierbare Nahrungsmittel (Alkohol, Softdrinks, fett- und zuckerreiche Fast-Food-Artikel) oder durch Essanfälle (Binge-Eating) spielt aber auch die *Unterernährung* immer noch eine Rolle: nicht nur weltweit in Staaten des globalen Südens, sondern auch in hochentwickelten Ländern, beispielsweise in Form von Magersucht *(Anorexia nervosa).*

Festzuhalten ist: Die moderne Medizin und Ernährungswissenschaft interessieren sich also im Blick auf Krankheit und Sterblichkeit vor allem für messbare *Quantitäten* von Nahrung, insbesondere für verdauliche Kalorien, aber auch für Mengen einzelner Bestandteile (Kohlenhydrate, Fette, Aminosäuren, Vitamine, Schadstoffe …) der Nahrung und für deren Verstoffwechslung. Allerdings spielen neben der Menge auch die (ebenfalls messbare) Zeit, in der Stoffe in den Blutkreislauf aufgenommen und in andere Produkte umgewandelt werden können, eine große Rolle: Langsame und unvollständige Resorptionsprozesse können Mangelzustände begründen, aber auch extreme Ausschläge bei Blutwerten oder gar Vergiftungen verhindern. Die *Qualität* einer Nahrung (Geschmack, Geruch, Farbe, Hochwertigkeit der Produktion, …) ist demgegenüber im Blick auf Erhaltung und Verlängerung des Lebens zweitrangig, ganz im Gegensatz zu dem, was Kochkunst und Lebensmittelindustrie propagieren.

2.2 Aktuelle Forschung zur Bewegung und zu weiteren Gesundheitsfaktoren

Traditionell erforschen in Deutschland die Sport-, Rehabilitations- und Arbeitsmedizin sowie die Sportwissenschaften systematische Effekte von Bewegung und sportlichem Training auf gesunde und kranke Menschen jeder Altersstufe, darüber hinaus aber auch die Folgen von Bewegungsmangel. Seit einigen Jahren professionalisiert sich außerdem eine spezielle Bewegungsmedizin, die beispielsweise Programme für onkologische oder psychiatrische Patient/-innen entwickelt.

Aus medizinischer Sicht beugt Bewegung generell Herz-Kreislauf-Erkrankungen, Bluthochdruck, Typ 2-Diabetes, Krebserkrankungen, Osteoporose, Übergewicht, Stress und Burnout sowie Demenz vor. Außerdem kann sie therapeutisch – etwa bei moderater Depression – wie ein Medikament wirken (Hollstein 2019). Labormedizinische Analysen unterstützen diese Annahmen, indem sie kurz- und längerfristige Veränderungen von Blutparametern bei Trainierten dokumentieren: Die Werte für Blutfette (Triglyzeride, LDL-Cholesterin) und für Fibrinogen (u. a. verantwortlich für die Bildung von pathogenen Blutgerinnseln) sowie für den Blutdruck sinken, und die Aktivität bestimmter Abwehrzellen steigt. Allerdings kann es bei heftiger Bewegung auch zu pathophysiologischen Veränderungen z. B. infolge Organ- und Zellschädigungen kommen.

Aber genauso wie bei der Ernährung offenbart ein genauerer Blick auch in diesem diätetischen Bereich ein deutliches Überwiegen von Beobachtungsstudien. Und wie bei der Ernährung gibt es auch bei den viel selteneren randomisierten und kontrollierten Interventionsstudien zur Bewegung – zumindest innerhalb der bisherigen Beobachtungszeiten – keine sicheren Beweise, dass regelmäßige Aktivität oder gar sportliche Betätigung *ursächlich* das Leben verlängert (Kujala 2018). Zwar finden sich starke Hinweise, dass Bewegung mit einer deutlichen Reduktion des aktuellen individuellen Sterblichkeitsrisikos um bis zu 50 % im Vergleich zu Nicht-Aktiven einhergeht – zumindest für den Zeitraum, in dem sie praktiziert wird. Und umgekehrt zeigt sich, dass eine sitzende Lebensweise wohl mit einer höheren Sterblichkeit einhergeht, insbesondere dann, wenn sie nicht durch Bewegung oder Sport ausgeglichen wird (Stamatakis et al 2019). Aber es ist gut möglich, dass diese Effekte sich vor allem auf den Bias gründen, dass viele Aktive von vornherein (möglicherweise auch aus genetischen Gründen) eine höhere kardiopulmonale Fitness und damit ein niedrigeres Risiko für chronische Erkrankungen besitzen und allein schon deshalb auch ohne Bewegung länger leben (Kujala 2018). Gleichzeitig fällt es ihnen von vornherein leichter, sich mehr in Arbeit und Freizeit zu bewegen, und deshalb tun sie es auch häufiger; damit profitieren sie von der unstrittig gesundheitsförderlichen Eigenschaft von Bewegung.

Im Übrigen scheinen *negative* Folgen physischer Aktivität insbesondere bei Menschen mit Vorerkrankungen und Älteren bislang nicht genügend untersucht und berücksichtigt worden zu sein. Eine österreichische Studie zum volkswirtschaftlichen Nutzen von Bewegung (Alt 2015) kommt bei groben Abschätzungen immerhin zu dem Ergebnis, dass 2013 bis zu 90 % (425 von 471 Mio. EUR) der durch Aktivität mutmaßlich eingesparten Gesundheitskosten für entsprechend erhöhte Unfallkosten ausgegeben wurden.

Die weit verbreitete intuitive Ansicht, dass Bewegung gesund ist, wird also von vielen sport- und bewegungsmedizinischen Studien gestützt; doch die Wissenschaft lehrt auch hier Skepsis und muss ihre eigenen Erkenntnisse immer wieder hinterfragen. Mit großer Wahrscheinlichkeit gilt, dass Menschen, die sich bewegen, gesünder sind und länger leben – aber die Kausalität, also ob es wirklich daran liegt, dass sie sich bewegen, ist offensichtlich nicht erwiesen. Ganz unabhängig davon dürfte die Mehrzahl der praktisch tätigen Ärztinnen und Ärzte aufgrund ihrer bisherigen Erfahrungen skeptisch sein, ihre Patientinnen und Patienten motivieren zu können, dass sie ihren Lebensstil dauerhaft ändern und durch mehr Bewegung gesünder werden. Für eine entsprechende Beratung ist im Praxisalltag oft kaum Zeit, und sie wird auch kaum honoriert. Auch deshalb wird sie häufig an professionelle Ernährungsberater/-innen, Physiotherapeut/-innen oder andere Gesundheitsberufe delegiert, wobei der Übergang in den kommerziellen Coaching-Markt fließend ist. Ein großer Teil der Medizin ist hingegen mit Diagnose und Therapie von Krankheit ausgelastet; die an sich verhältnismäßig kostengünstige Prävention ist demgegenüber immer noch unterrepräsentiert und konzentriert sich auf kurze Interventionen (Impfungen, Screening-Untersuchungen), die keine regelmäßige Begleitung von Patientinnen und Patienten erforderlich machen.

Wie bereits kursorisch in Abschn. 1.1 dargelegt, gibt es zwar Hypothesen und Studien zu weiteren Gesundheitsfaktoren jenseits von Ernährung und Bewegung, also Schlaf- und Ruhezeiten, Stress, psychische Befindlichkeit, Sexualität und der Umwelt. In der Regel werden aber nur entgegengesetzte Zusammenhänge, also das Erkrankungsrisiko bei negativen Faktoren (fehlender Schlaf, negativer Stress, Psychopathologien, Umweltstress, sexueller Missbrauch und sexuell übertragbare Krankheiten), quantitativ und qualitativ erfasst. Dass etwa ‚genügend' Schlaf oder ‚ausreichend' Sexualität, vielleicht durch Stressabbau und

Bildung sozialer, psychischer oder immunologischer Ressourcen, für die Gesundheit wichtig sein können oder gar sind, wird zwar oft behauptet, aber kaum je versucht zu belegen. In der schlafmedizinischen Praxis gibt es verschiedene, im Wesentlichen empirisch gewonnene Regeln zur *Schlafhygiene* (Pfetzing 2007), die darauf abzielen, Probleme der Insomnie zu mildern oder zu beseitigen, jedoch keine Hinweise darauf, dass und auf welche Weise Gesundheit durch Schlaf tatsächlich gefördert werden kann.

2.3 Diätetik als Grundlage der antiken Heilkunde

Angesichts dieser faktischen Zurückhaltung der aktuellen Medizin, was den potenziellen und auch den mutmaßlich realisierbaren Nutzen von Ernährung und Bewegung angeht, überrascht es sehr, dass in früheren Jahrhunderten die Einstellung der Heilkunde grundsätzlich anders war. Bereits im antiken Griechenland, jedenfalls spätestens ab dem 5. vorchristlichen Jahrhundert griffen Ärzte die naturphilosophischen Trends und sportlichen Interessen ihrer Zeit (s. Abschn. 1.2) auf oder prägten sie mit. Dazu zählt auch und vor allem die Diätetik. Im bis heute berühmtesten Dokument der antiken Medizin, dem sogenannten *Hippokratischen Eid,* ist sie als offensichtlich grundlegende Therapie wörtlich aufgeführt: „Diätetische Maßnahmen *[diaitémasi]* werde ich zum Nutzen der Kranken entsprechend meiner Kraft und meinem Urteilsvermögen anwenden."

Perì diaítes (lateinisch: *De victu*) ist auch der Titel einer der mutmaßlich frühen Schriften aus dem sogenannten *Corpus Hippocraticum,* einer Sammlung von etwa 60 altgriechischen Texten, die früher dem berühmten Wanderarzt aus Kos zuschrieben wurden, und zugleich eine der umfangreichsten. In dem vierteiligen Werk, das für die nächsten 2000 Jahre abendländischer Medizin einschlägig wurde und das deshalb hier exemplarisch vorgestellt wird, erscheint Diätetik mit zentralen Aspekten der Medizin, aber auch der Natur und Kultur verknüpft. Der unbekannte Autor spricht prinzipiell allen Nahrungsmitteln und Getränken des täglichen Lebens eine natürliche Wirkung *(dynamis)* zu, die aber durch Zubereitung verstärkt oder gemindert werden kann. Ferner wirken anstrengende Bewegungen der Nahrungsaufnahme prinzipiell entgegen: Sie verbrauchen das, was durch Speisen und Getränken aufgefüllt wird (Buch I, Kap. 2).

Entsprechend listet der zweite Teil ab Kap. 39 eine große Zahl von einzelnen Nahrungsmitteln, Getränken, aber auch Bewegungen nach ihren jeweiligen Eigenschaften auf: trocknend, feuchtmachend, kühlend, wärmend, abführend, verstopfend, blähend oder harntreibend. Die ersten vier genannten Eigenschaften beziehen sich offensichtlich auf die zu dieser Zeit sich entwickelnde Lehre von verschiedenen einander gegensätzlichen Qualitäten (Alkmaion von Kroton, s. Abschn. 1.2). Das hippokratische *De victu* postuliert primär eine Zwei-Elementenlehre: Alle Lebewesen sind aus Feuer und Wasser zusammengesetzt (I 3). Diese naturphilosophische Theorie geht aber mit den vier genannten Eigenschaften konform: Dominiert das Feuer, dann mit ihm die Qualitäten warm und trocken, dominiert das Wasser, dann die entgegengesetzten, nämlich kalt und feucht. Solche einseitigen, nicht idealen Mischungen von Feuer und Wasser entstehen durch den Einfluss der Jahreszeiten, der Altersstufen oder der Geschlechter: Männer stehen eher auf der Seite des Feuers und nehmen eher warme und trockene Speisen zu sich; Frauen tendieren zum Gegenteil. Durch die Wahl kräftig-trockener oder weicher, feucht-breiartiger Speisen kann daher auch im Umfeld der Zeugung das Geschlecht der Nachkommen entsprechend beeinflusst werden (I 27). Und schließlich kann mithilfe von Nahrungsmitteln und Bewegungsarten, genauso wie durch passende Winde und Sonne (Umwelt, Klima: II 38), durch Bäder, Schlaf, Geschlechtsverkehr, Schwitzen oder Erbrechen eine fehlerhafte Mischung, die potenziell (sogar psychisch: I 35) krank macht, verhindert oder abgemildert werden. Der Text fordert dabei häufig Einzelbewertungen: Jeder Mensch hat eine eigene Mischung, und im Grunde wirkt auch jedes Lebensmittel, jeder Umweltfaktor und jede Bewegungsart anders. Verallgemeinernde Aussagen über die Wirkung von Nahrungsmitteln aufgrund bestimmter Grundeigenschaften (Süßigkeit, Fettigkeit, Salzigkeit) sind demnach nicht zulässig. Bei der konkreten Bewertung finden sich neben (Pseudo-) Empirie spekulative Analogieschlüsse: Fleisch von Wald- oder Feldtieren ist beispielsweise ‚trockener' als solches von Tieren, die im Haus gefüttert werden, weil erstere infolge Anstrengung, Kälte und Sonne ‚trocken' würden (II 49).

Zur Diätetik rechnet der hippokratische Autor ferner die angeblich von ihm entdeckte Möglichkeit der ‚Prodiagnose', das heißt die Fähigkeit, anhand verschiedener Symptome (z. B. trockene Nase, Schläfrigkeit, Gähnen) bevorstehende Krankheiten rechtzeitig zu erkennen und mithilfe von ausgleichender Diätetik zu verhindern (Teil III). Ebenfalls im Sinne der Prodiagnose beschreibt der vierte Teil verschiedene Träume und deren Deutung in ihrer Beziehung zu Gesundheit und Krankheit: „die Seele [sehe] bei geschlossenem Auge, was der Körper leide" (Wöhrle 1990, S. 86 f.).

Das hippokratische Werk *De victu* gibt sich also davon überzeugt, dass Essen, Trinken, Bewegung und viele andere Faktoren für die Erhaltung von Gesundheit und das Entstehen von Krankheit bedeutsam sind. Es geht allerdings auch davon aus, dass die meisten Zeitgenossen diese Zusammenhänge nicht erkennen können („die Menschen verstehen nicht, aus dem Sichtbaren das Verborgene zu erschauen"; I 11). Daher fordert der Autor implizit eine Beratung durch Experten. Für solche, die für die Einhaltung des komplexen Regelwerks nicht genügende zeitliche oder materielle Ressourcen haben (die ‚große Masse'), gibt er in einem Kapitel zusammengefasst eine Art Schmalspurdiät (III 68); diese Abgrenzung macht deutlich, dass er insgesamt vor allem für Experten schreibt. Ferner hat er diejenigen im Blick, die erkannt haben, dass ohne Gesundheit weder Geld noch alles andere einen Wert hat, und die deshalb ihre Lebensweise „mit größter Genauigkeit" regeln können und wollen (III 69).

Ein weiterer um 350, vielleicht auch 300 v. Chr. lebender Arzt, Diokles von Karystos, der auch der „zweite Hippokrates" genannt wurde, skizziert in ähnlicher Absicht den idealen Tagesablauf eines Menschen, der solche diätetischen Interessen und Möglichkeiten hat. Diokles tut dies selbstverständlich ebenfalls mit Rücksicht auf unterschiedliche Konstitutionen und Jahreszeiten und erwähnt außerdem eine in der Folgezeit häufig diskutierte Gefahr: „Nichts [soll] über die Natur des Körpers die Oberhand gewinnen. Mit dem Wechsel der Jahreszeiten ändere man auch sonst die Lebensführung, indem man allmählich ins Gegenteil schwenkt und nicht plötzlich einen großen Wechsel vollzieht" (Wöhrle 1990, S. 189). Vormoderne Diätetik hat demnach viel mit Regelmäßigkeit zu tun, die durch äußere Veränderungen stets gefährdet ist. Notwendige Wechsel der Gewohnheiten müssen daher immer sehr behutsam vonstattengehen. Die ‚Macht der Gewohnheit' ist aus diätetischer Sicht so groß, dass noch in der Frühen Neuzeit, also fast 2000 Jahre später erwogen wird, ob und in welchen Altersstufen auch schlechte Gewohnheiten, die zur zweiten Natur *(secunda natura)* geworden seien und eine entsprechende Wirkkraft besäßen, beibehalten werden sollten – oder ob man sie (ganz behutsam) verändern könne (Schäfer 2004, S. 105).

Das Problem, nach welchem Grundprinzip diätetisch gesund behandelt werden soll, zieht sich durch weite Teile der vormodernen Medizingeschichte. Während das hippokratische *De victu* in erster Linie einen Ausgleich durch *entgegengesetzte* Maßnahmen lehrt, scheinen Diokles und noch deutlicher sein mutmaßlicher Zeitgenosse Mnesitheos von Athen eher eine *Anpassung* der Lebensweise an die individuelle Natur vor Augen gehabt zu haben. Letzterer betont: „Der Arzt erhält Gesundheit mithilfe der gleichen Faktoren (*dià tõn homoíõn*) und beseitigt die Krankheit durch die entgegengesetzten (*dià tõn enantíõn*)" (zitiert nach Wöhrle 1990, S. 162). Das bedeutet, dass bei Kranken das Gleichgewicht der Qualitäten und Säfte so entgleist ist, dass nur eine der Dysbalance entgegengesetzte Diät helfen kann. Gesunde Menschen sollen hingegen entsprechend ihrer natürlichen Anlage leben und auf diese Weise das für sie typische Gleichgewicht erhalten und stärken. Entsprechend unterschiedlich ist ihre *diaíta* in verschiedenen Lebensaltern: Mnesitheus hat offensichtlich in Briefform einen Ratgeber über das Aufziehen von Kindern verfasst, in dem er beispielsweise bei Säuglingen warme Bäder (wohl entsprechend ihrer angeborenen Wärme) empfiehlt. Dagegen ist die Diätetik alter Menschen nach Galen (s. u.) generell der kalten und trockenen Säftemischung des Alters angepasst (Wöhrle 1990, S. 238). Auch deshalb ist nach Diokles Geschlechtsverkehr für ältere Menschen ungeeignet (ebd., S. 189), denn er verbraucht Kraft bzw. Wärme und Feuchtigkeit, die im Alter ohnehin knapp sind. Allerdings folgt Galen bei seinen Empfehlungen für alte Menschen auch Vorstellungen von entgegengesetzter Diät, wenn er ihnen Wein zur Erwärmung ihrer (zu) kalten Mischung empfiehlt (*Hygieinά* V 5). Diätetische Maßnahmen lassen sich also im Einzelfall so oder anders begründen.

Insgesamt lässt sich die medizinische Diätetik des 5. und 4. Jahrhunderts v. Chr. noch in einen Bereich zwischen Krankenbehandlung und präventiver Erhaltung der Gesundheit verorten: Beides ist in den frühen Schriften intendiert und wird abgehandelt. Dies ändert sich spätestens mit dem Übergang zur hellenistischen Medizin ab dem 3. Jahrhundert, die unter anderem durch eine frühe Spezialisierung gekennzeichnet ist: Es entstehen nun zunehmend Schriften, die *ausschließlich* der Gesundheit *(hygíeia)* gewidmet sind und dies bereits im Titel deutlich machen (bei Diokles z. B. *hygieiná*): Ärzte weiten ihre schriftstellerische Tätigkeit zunehmend auf den möglicherweise lukrativen Bereich der exklusiven Gesundheitsfürsorge aus und treten dabei in direkte Konkurrenz zu den primär nicht-medizinischen Trainern, Gymnastik- und Gesundheitslehrern („Hygienikern"; Wöhrle 1990, S. 202; s. Abschn. 1.2). Mindestens bis zur römischen Spätantike wird in der auch damals noch weitgehend griechischsprachigen Medizin statt Diätetik nun *Hygiene* zum Leitbegriff – allerdings weiterhin im Sinne von praktischer Gesundheitsregel und nur am Rande auch im Blick auf Reinigung und Sauberkeit, etwa im Zusammenhang mit Bädern.

Auch der nach Hippokrates wohl berühmteste Arzt der griechisch-römischen Antike, Galenos von Pergamon, verfasste um 180 n.Chr. eine umfangreiche *Hygieiná* (späterer lateinischer Titel: *De sanitate tuenda*) in sechs Büchern. Deren thematische Abfolge orientiert sich im Wesentlichen an den Altersstufen und geht nur am Rande auf (nicht krankhafte) Erschöpfungszustände (Buch IV) sowie chronische Krankheiten (Buch VI) ein (vgl. Wöhrle 1990, S. 215–40). Galens *Hygieiná* bietet – vermutlich für interessierte Laien – eine Zusammenschau wichtiger diätetischer Schriften der Antike einschließlich des hippokratischen *De victu,* über die er trotz aller Ausführlichkeit prinzipiell nicht hinausreicht. Vielmehr hat er Details in andere Schriften aus seiner Feder ausgegliedert: die katalogartige Bewertung der Nahrungsmittel in *De alimentorum facultatibus* und *De probis pravisque alimentorum succis,* die Untersuchung sportlicher Aktivitäten in *De optima corporis nostri constitutione* und *De parvae pilae exercitio* oder die Auseinandersetzung mit Athletiktrainern in den *Thrasybulos.* Diätetik war also damals schon längere Zeit ein umfangreiches Stoffgebiet mit diversen Spezialfragen.

Wie seine Vorgänger gab auch Galen im 6. Buch seiner *Hygieiná* und in den anderen diätetischen Schriften einige Hinweise für Menschen, die keine Zeit oder Kraft haben, sich der eigenen Körperfürsorge zu widmen – oder schlicht andere Prioritäten setzten. Anders als Celsus und die nachfolgenden römischen Schriftsteller (s. Abschn. 1.2) betonte der Arzt hier aber nicht die *Freiheit* der emanzipierten Gesunden, Regeln auch außer Acht zu lassen, sondern benannte als Ursache für die mangelhafte Diätetik verschiedene Formen von *Knechtschaft:* Insbesondere der Dienst als Sklave, Kriegsgefangener oder Klient gegenüber den Patronen verhindere ein durch die Abfolge von Übung, Bad, Mahlzeit und Verdauungsruhe geregeltes Leben. Aber Galen verstand als von Platon geprägter Arztphilosoph unter Sklaverei auch die Abhängigkeit von Begierden: etwa einen Mangel an Selbstbeherrschung oder den Wunsch, gut auszusehen statt sich einer guten Gesundheit zu erfreuen (Wöhrle 1990, S. 244–45).

2.4 Systematisierung der antiken Gesundheitslehre im vorderorientalischen und europäischen Mittelalter

Trotz dieser Besonderheiten blieb Galens *Hygieiná* für die nächsten 1500 Jahre das Standardwerk zur Gesundheitslehre – mindestens solange, wie die hippokratisch-galenische Qualitäten- und Temperamentenlehre die Grundlage der abendländischen Medizin bildete. Zur langfristigen Etablierung dieser individualisierenden Gesundheitslehre trug wohl bei, dass Galen darin (*Hygieiná* I 15) eine zu seiner Zeit schon bewährte Systematisierung der Ursachen *(aitíai)* von Gesundheit erwähnte: 1. Was eingeführt wird (Speise, Trank, Heilmittel, eingeatmete Luft); 2. Was getan wird (jede Form von körperlicher Bewegung einschließlich Wachen, Schlaf und Geschlechtsverkehr sowie Reibung); 3. Was entleert werden muss; 4. Was von außen auf die Haut einwirkt (Luft, Baden, Salben, Staub beim Sport).

In einer anderen sehr bekannten, grundlegenden Schrift, der *Ars medica,* nahm Galen eine Einteilung generell notwendiger (auf alle Menschen einwirkender) Ursachen in sechs *aitíai* vor, bei deren Beachtung der Körper bewahrt werden kann (s. Textbox 2.1). Mit dieser Systematisierung verknüpfte Galen die bislang sehr praxisorientierte Hygiene nicht mehr nur (wie die hippokratische und hellenistische Medizin) mit zwei Elementen oder vier Qualitäten, sondern mit einer abstrahierenden Lehre vom Aufbau und den Funktionen des menschlichen Körpers sowie von den Kräften, die auf ihn einwirken. Letztlich erscheint Gesundheit bei ihm (genauso wie Krankheit) als Ergebnis der übergeordneten medizinisch-naturphilosophischen (aristotelischen) Theorie von Ursache und Wirkung.

Textbox 2.1

Sechs diätetische Ursachen *(aitíai),* die den menschlichen Körper gesund erhalten oder krank machen können (nach Galen, *Ars medica/Technē iatrikē* 23, ed. Kühn 1, 367; vgl. Rather 1968, S. 339). Die Reihenfolge der einzelnen Faktoren ist im Laufe der Rezeption unterschiedlich.

(1.) Luft
(2.) Bewegung und Ruhe
(3.) Schlaf und Wachsein
(4.) Das, was eingenommen wird (Essen und Trinken)
(5.) Das, was ausgeschieden und zurückgehalten wird
(6.) Leidenschaften des Geistes bzw. der Seele

Die beiden hier vorgestellten Gliederungen in vier bzw. sechs Ursachen sind offensichtlich miteinander verwandt, aber nur die letztere hat sich in der weiteren Geschichte der Diätetik durchgesetzt, nämlich als Konzept von den ‚Sechs nicht-natürlichen Dingen' *(sex res non naturales).* Diese allerdings erst seit dem späten 11. Jahrhundert nachweisbare Benennung ist aus heutiger Sicht missverständlich, aber leicht zu erklären: Sie unterscheidet in erster Linie die ‚nicht-natürlichen' d. h. veränderlichen oder beeinflussbaren Faktoren von den ‚natürlichen Dingen' *(res naturales),* die in keiner Weise beeinflussbar sind (etwa Geschlecht, Organe, Altersstufen, angeborenes Temperament). Innerhalb der scholastischen Medizin setzte sich also dieses galenische Konzept erst etwa 900 Jahre (!) nach Galen durch und bestimmte nachfolgend in Spätmittelalter und Früher Neuzeit, also über mindestens weitere 500 Jahre, die Strukturierung des diätetischen Diskurses in Theorie und Praxis.

Der Grund für diese späte und umso nachhaltigere Rezeption liegt in der allgemeinen Geschichte der abendländischen Medizin und insbesondere ihrer Akademisierung. Eine ihrer wichtigsten Voraussetzungen, das einst in

Griechisch niedergelegte medizinische Wissen, wanderte nämlich über die Jahrhunderte nur in wenigen Fällen geradlinig vom antiken Rom oder Hellas zu den abendländischen Stätten der Gelehrsamkeit, den neu gegründeten Universitäten mit ihrer Gelehrtensprache Latein. Vielmehr wurden die wichtigsten Texte nach der Teilung des römischen Reiches und dem Aufstieg vorderasiatischer Reiche aus dem griechischsprachigen Ostrom oft zunächst ins Syrische und später ins Arabische oder Persische übertragen, häufig in vereinfachter, systematisierter oder auch angereicherter Form. Erst von dort gelangte es durch verschiedene Übersetzungswellen des 11. bis 13. Jahrhunderts in das mittelalterliche Latein. Dies gilt nicht nur für medizinisches, sondern auch für naturkundliches, mathematisches oder philosophisches Wissen. Am Beispiel der Medizin und insbesondere der Diätetik lässt sich aber besonders gut nachvollziehen, wie das in der Antike oft noch verstreute oder (wie bei Galen) weitschweifig erörterte Material auf diesem Wege überarbeitet und geordnet wurde. Während Galen die oben dargestellte Gliederung in vier oder sechs Gruppen zwar erwähnt, aber auf den Stoff seiner umfassenden *Hygieiná* gar nicht anwendet, geschieht genau das in den frühen islamischen Kompendien aus dem 9. bis 11. Jahrhundert. Wann genau und warum das passierte, ist letztlich unklar. Beispielsweise stützten sich persische und arabische Autoren auf byzantinische medizinische Enzyklopädien, etwa die *Iatrikaí Synagogaí* des Oreibasios (Ende 4. Jh.), die ihrerseits Passagen aus den Schriften Galens und anderer Autoren kompilierten. Tatsächlich finden sich bei Oreibasios zwar spezielle Bücher über bestimmte diätetische Themen: Ernährung, Gymnastik einschließlich Geschlechtsverkehr, Aderlass und Reinigungsmittel (Entleerung des Körpers), geoklimatische Faktoren und Bäder; doch sind sie noch unsystematisch dargestellt und immer wieder unterbrochen und durchmischt mit Angaben über Medikamente und Krankheiten. Der Einfluss der seelischen Affekte scheint ganz zu fehlen.

Eines der frühesten einschlägigen Kompendien aus der islamischen Medizin ist das *Kitāb al-mudḫal fi'ṭibb'* des Hunain ibn Ishāq (latinisiert Johannitius, ca. 808–873). Als erster übersetzte Constantinus Africanus dieses sehr knapp gefasste Werk um 1080 unter dem Titel *Isagoge ad tegni Galeni* (Introduktion in Galens *Ars medica*). Diese lateinische Übertragung diente über mehrere Jahrhunderte als allgemeine Einführung in die Medizin, insbesondere als letztere ab dem 13. Jahrhundert an immer mehr Universitäten eigene Fakultäten bildete und dort den akademisierten Nachwuchs ausbildete. Und sie thematisiert anscheinend erstmals die *Sex res non naturales* in knapper Form unter genau diesem Namen.

Hunain (bzw. Constantinus) beginnt wie Galen mit den Einflüssen (1.) der ‚Luft' (im weitesten Sinne klimatische und geographische Faktoren inner- und außerhalb einer Wohnung in den verschiedenen Jahreszeiten), und er endet mit (6.) Emotionen wie Wut oder Trauer. Diese Leidenschaften sollen die Eigenschaft haben, natürliche Wärme aus dem Inneren des Körpers entweder mehr oder weniger schnell an dessen Oberfläche (etwa bei Wut, Freude) oder von außen nach innen (bei Erschrecken, Angst) zu befördern. Erst an späterer Stelle (3.) werden die Wirkungen von Speisen und Getränken (bei Galen „das, was eingenommen wird") erörtert; dieser Abschnitt ist in den späteren Kompendien und Gesundheits-Regimina meistens der ausführlichste und umfasst oft mehr als die Hälfte der diätetischen Empfehlungen. Bei den drei übrigen *Res non naturales* ist auffallend, dass sie entsprechend dem Vorbild Galens als Gegensatzpaare verstanden werden: Bewegung und Ruhe (2.) wirken auf Wärme und Kälte sowie Trockenheit und

Feuchtigkeit des Körpers ein. Zur Bewegung wird bei Hunain (Constantinus) offensichtlich auch das Bad gerechnet; je nach Temperatur und Wasserqualität können Bäder erwärmen oder abkühlen, befeuchten oder sogar (innerlich) austrocknen. Schlaf und Wachsein (4.) verhalten sich ähnlich konträr: Im Schlaf kühlt der Körper äußerlich ab und wird (zunächst) innerlich warm und feucht. Wachsein erwärmt hingegen äußerlich und hat einen austrocknenden Effekt. Unter Entleerung und Füllung (5.) erwähnt Hunain/Constantinus nur den Geschlechtsverkehr, wohl als Form der Entleerung. Der Koitus trocknet aus und macht kalt, weil er die natürliche Kraft bzw. Wärme *(virtutes naturales)* vermindert; allerdings kann er auch (vorübergehend?) durch die „Erschütterungen" warm machen (Schmitt 1973, S. 31–46).

Spätere Texte aus dem islamischen Kulturraum erweitern die Angaben zu den einzelnen *Res non naturales* noch deutlich. Dies gilt insbesondere für das 5. Buch aus dem *Liber Pantegni (Liber regius)* des ʿAli ibn al-ʿAbbas al-Madschūsi (Haly Abbas), das wohl um 980 verfasst und etwa 100 Jahre später ebenfalls von Constantinus Africanus ins Lateinische übertragen wurde. Haly/Constantinus meint beispielsweise, dass Bäder eigentlich zu den (den Körper reinigenden) Entleerungen (5.) gehören, genauso wie der zu regelnde Abgang von Urin, Kot oder Blut. Bäder werden nur deshalb bei den körperlichen Bewegungen besprochen, weil sie im Tagesablauf unmittelbar nach ihnen eingesetzt werden sollen und sie typischerweise den Körper von Fäulnisstoffen aus Schweiß und Staub befreien. Ferner differenziert Haly die bekannten Qualitäten (warm, kalt, trocken und feucht) bestimmter Speisen und Getränke (3.) noch weiter nach jeweils vier Graden – je ausgeprägter ihre Eigenschaft, umso höher der Grad (Schmitt 1973, S. 58–87). Diese Gradierung findet sich bereits deutlich früher bei dem byzantinischen Autor Oreibasios (s. o.) im Zusammenhang mit der Einstufung von Pharmaka (*Sýnopsis prós Eustáthion* lib. 2); sie verdeutlicht, wie Nahrungsmittel teilweise nach und nach den Medikamenten gleichgestellt werden: Melonen sind beispielsweise feucht im zweiten Grad, Senf und Lauch heiß im vierten. Mit Haly Abbas erweitert sich auch der Kernbereich der *res non naturales:* Bei ihm wie auch in den nachfolgenden Kompendien von Ar-Rāzī (Rhazes: *Liber medicinalis ad Almansorem*) und Ibn Sīnā (Avicenna: *Canon medicinae;* Lehrgedicht *Cantica*) hält die Ordnung der ‚Nicht natürlichen Dinge' mindestens zweimal Einzug, nämlich im theoretischen und im praktischen Teil der Handbücher. In letzterem werden verschiedene *Regimina* (Mehrzahl von *regimen:* Anleitungen zur Lebensregel) regelrecht aneinandergereiht: Neben der schon bekannten Abfolge der *sex res non naturales* bieten die Autoren auch eine Regel, bei dem der Aspekt der Gewohnheit im Mittelpunkt steht; ferner *Regimina* zu bestimmten *res naturales* (Temperamente, Körperformen, einzelne Körperteile), dann *Regimina* für Berufstätige, Schwangere, Kinder, Jugendliche und alte Menschen, und schließlich *Regimina* für Rekonvaleszente und bestimmte Krankheitszustände (insbesondere Pest).

Man kann also eine regelrechte Explosion des diätetischen Wissens seit dem 11. Jahrhundert konstatieren, und sein Hauptstrom folgte im akademischen Umfeld dem strukturierten Konzept der ‚Nicht natürlichen Dinge' mit immer neuen Modifikationen und Adaptierungen auf bestimmte Umstände. Daneben finden sich aber auch Gesundheitsregeln abseits der Universitäten in mittelalterlichen Texten, die für die Erziehung von Adeligen bestimmt waren, den sogenannten Fürstenspiegeln. Der bekannteste von ihnen ist das *Secretum Secretorum* (Geheimnis der Geheimnisse, aus dem arabischen Werk *Sirr al-asrar* übersetzt), das ursprünglich als Werk über Staats- und Kriegsführung sowie Enzyklopädie okkulten Wissens firmierte und häufig auch einen medizinisch-diätetischen Teil als ‚Textschleppe' enthielt. Diese Diätetik wurde – als angeblicher Brief des Philosophen Aristoteles an seinen Schüler Alexander den Großen *(Epistula Aristotelis ad Alexandrum de diaeta conservanda)* – Mitte des 12. Jahrhunderts separat ins Lateinische übersetzt und diente ihrerseits als Vorlage für viele diätetische Schriften, die sich an Fürsten und Adelige richteten. Diätetik wurde dabei gewissermaßen nobilitiert, denn studierte Ärzte waren häufig an Höfen beschäftigt. Die vorgegebene Autorschaft des Aristoteles als wichtigstem Naturphilosophen der Antike sowie der Adressat Alexander, ein großes Vorbild für viele Herrschende dieser Zeit, wurden im abendländischen Mittelalter nicht bezweifelt.

Als Vorlage für viele weitere lateinische und volkssprachliche Übertragungen wurde diese *Epistula* ähnlich wie manche anderen mittelalterlichen Texte als exklusive, von höchster Autorität stammender ‚Geheimlehre' beworben. Inhaltlich sind die *Regimina sanitatis* in der Nachfolge der *Epistula* wesentlich weniger strukturiert als diejenigen aus den großen arabisch-lateinischen Handbücher der gelehrten Medizin. Sie stellen Ernährung und Ausscheidung, Aderlass, Bäder und Sexualleben in den Mittelpunkt und erwähnen die anderen *Res non naturales* (diese Bezeichnung erscheint hier nur am Rande oder gar nicht) eher beiläufig; die Emotionen werden ganz ausgeklammert. Stattdessen gibt es spezielle Lebensregeln für feiste und magere Konstitutionen, für bestimmte Körperregionen sowie Jahres- und Tageszeiten (z. B. eine Regel für die Morgentoilette; vgl. Schmitt 1973, S. 100–114).

Typisch für die nachfolgende spätmittelalterliche Überlieferung ist eine Vielzahl unterschiedlicher Gesundheitsregeln. Sie wurden zum Teil für einzelne Adelige und

Würdenträger abgefasst, welche oft als Auftraggeber oder Mäzene fungierten, oder waren Teil von ‚Arzneibüchern', die die Schreibenden auch für die eigene Person zusammenstellten. Oft sind sie nur in einer oder wenigen Handschriften überliefert.

Andere Texte wie das berühmte *Regimen Sanitatis Salernitanum,* das in hexametrischen Merkversen verfasst war, wurden vielfach abgeschrieben, kommentiert, übersetzt und später auch gedruckt. Häufig erscheinen solche Originaltexte aber dann mit anderen neu zusammengestellt, erweitert und vermischt (‚kompiliert'), sodass die ursprüngliche Quelle oft nur noch schwer erkennbar ist. Vor allem seit dem 15. Jahrhundert mehren sich volkssprachliche Texte: Diätetik verbreitet sich zu einer Lebensregel, die auch niedere Gesundheitsberufe und medizinische Laien interessiert und oft in wenigen, leicht einprägsamen Merksätzen kondensiert. Eine interessante Untergruppe sind die sogenannten Monatsregeln, die unter Berücksichtigung der Jahreszeiten und gegebenenfalls astrologischen Konstellationen für jeden Kalendermonat eine Empfehlung zum Gesundheitsverhalten auflisten (s. Abschn. 5.1). Aber auch diätetische Empfehlungen für Tageszeiten und Wochentage sind überliefert. Naturgemäß enthalten alle diese kondensierten Texte keine auf persönliche Umstände abgestimmte Regeln.

Zu dem Regelfall der ‚konservativen', d. h. lediglich die Gesundheit *erhaltenden* Regeln gesellten sich im Spätmittelalter auch reduktive und resumptive Gesundheitsregeln. Während ein konservatives Regimen der individuellen Säfte- und Qualitätenmischung der Zielperson oder -gruppe möglichst genau *entspricht,* sind letztere für Fälle gedacht, in denen eine (noch) nicht optimale Mischung allmählich durch *entgegengesetzte* Diätetik *korrigiert* werden soll, also bei leichter Krankheit, Rekonvaleszenz, aber auch bei älteren Menschen, die unter ihrer kalt-trockenen Mischung leiden. Und schließlich gibt es präservative Regimina, die mehr oder weniger bestimmten Krankheiten oder auch schädlichen Wirkungen von Gestirnen *vorbeugen* sollten. Als deren wohl wichtigste Gruppe entwickeln sich nach Beginn des ‚Schwarzen Todes' 1348 bis weit in die Frühe Neuzeit hinein die Pest-Regimina, also vorbeugende Gesundheitsregeln für die vielen Seuchenjahre, die ganz Europa bis zum frühen 18. Jahrhundert erlebte. Ein frühes Beispiel ist die Empfehlung von Francesco Casini di Siena (s. Textbox 2.2). Da die Pest als eine entzündliche Krankheit von heißer und feuchter Qualität galt, richteten sich die Vorbeugung und Therapie auf entgegengesetzte, die Kälte und Trockenheit fördernde Maßnahmen: an erster Stelle Aderlass zur Entfernung überschüssigen warm-feuchten Blutes, aber eben auch kühlende Nahrung, Düfte und Aromen aller Art gegen die Krankheitsmiasmen, Förderung der Verdauung, um die Fäulnis liegengebliebener Nahrung zu vermeiden, und das Unterlassen von erwärmender Bewegung.

Textbox 2.2

Präservatives Regimen des ***Francesco Casini di Siena*** *aus dem frühen 15. Jahrhundert, deutsche Übertragung nach Sudhoff (1925, S. 249)*

Übermaß in Nahrung und Trank sind zu meiden und alles, was die Poren öffnet, wodurch die verdorbene Luft eintreten kann, besonders der Coitus; wenig Früchte, höchstens saure, kein Honig, wohl aber aromatischer Wein; alle Speisen mit starkem Essig würzen, im Winter einheizen, aromatische Arzneien mit Ambra und Moschus usw., Ambraäpfel, abends räuchern und den Dampf der aromatischen Spezereien auf glühenden Kohlen einatmen, sobald die Luft übel riecht. Im Sommer weniger essen als im Winter und kühle Wohlgerüche anwenden, Theriak nur [bei] Phlegmatikern und Melancholikern. Bei Durst frisches Wasser mit Essig. Bei Stichen und Wallungen sofort neuer Aderlass und die Pillen des Rases alle Wochen zur Verdauung.

2.5 Niedergang der traditionellen Diätetik in der gelehrten Medizin

Der schier unübersehbaren Vielfalt diätetischer Schriften und Systematiken in Spätmittelalter und Früher Neuzeit folgte eine Zeit des Niedergangs im 18. und 19. Jahrhundert. Über die sehr unterschiedlichen Ursachen lässt sich derzeit Folgendes sagen:

Diätetik war seit der griechisch-römischen Antike eng mit dem Leitkonzept der Säfte- und Qualitätenlehre und vor allem deren vorderorientalischer Rezeption verbunden. In der Renaissance begann nun die gelehrte Medizin, sich zunächst von Texten islamischer Autoren zu lösen; man polemisierte gegen den ‚Arabismus' und suchte auch in der Heilkunde den vom Humanismus vorgezeichneten Weg zu den ‚ursprünglichen' lateinischen oder griechischen Quellen zu gehen (Leitspruch: *ad fontes!*). Deshalb beriefen sich Ärzte auch in der Diätetik wieder direkt auf Galen, Hippokrates oder Diokles. Seit etwa Mitte des 17. Jahrhunderts wurde außerdem die Säftelehre als Ganzes zunehmend infrage gestellt und durch chemische oder mechanische Körperkonzepte teilweise ersetzt. Diese Entwicklung entzog dem komplexen diätetischen Konzept einer gleich- oder entgegengerichteten Steuerung der Nicht-natürlichen Dinge zunehmend den Boden. Vorübergehend konnten einzelne der sechs *Non naturales* noch an die veränderten Konzepte adaptiert werden: Bei der Regulierung der Entleerungen (5.) wurde noch bis weit ins 19. Jahrhundert vor allem der Aderlass empfohlen und praktiziert: als therapeutische, aber auch diätetische Maßnahme einer Entlastung des Blutkreislaufs, die jetzt in erster Linie mechanisch wirken sollte. Und zeitgleich zur europäischen Aufklärung verlangte die Epoche der Empfindsamkeit zwar eine Neubewertung, aber dennoch weiterhin sorgfältige Beachtung der Emotionen (6.).

Der Niedergang der Individualdiätetik lässt sich aber teilweise auch mit der allmählichen Entwicklung eines öffentlichen Gesundheitswesens (Public Health) erklären (s. Abschn. 5.2). Schon im Mittelalter begannen Obrigkeiten mit prophylaktischem Infektionsschutz durch Isolation potenziell ansteckender Personen, und sie gaben z. B. bei Stadtärzten die Erstellung präservativer Regimina bei Pest und anderen Seuchen (s. o.) in Auftrag. Doch erst in den frühneuzeitlichen Territorialstaaten entwickelte sich langsam ein Bewusstsein für staatlichen Gesundheitsschutz, der nach und nach auch institutionalisiert wurde. Dabei zeigen sich in einzelnen Bereichen Überschneidungen zu den *sex res non naturales:* Der Verfasser eines frühen Standardwerkes zur *Medicinischen Polizey* (1780), Johann Peter Frank, erörterte als Hebammenlehrer nicht nur mögliche Vorschriften zur Verbesserung der Geburt, sondern äußerte sich beispielsweise auch zu Voraussetzungen des Geschlechtsverkehrs und zur Versorgung von Kindern, also zu Themen, die bislang eher der Individualdiätetik vorbehalten waren.

Eine weitere Ursache des Niedergangs lag womöglich in den Einstellungen gegenüber der traditionellen Diätetik: Sie wurde von Teilen der Bevölkerung zunehmend als (zu) kompliziert oder lästig empfunden. Das bisherige Ideal eines der Diätetik gegenüber aufgeschlossenen Laien umschreibt der Universalgelehrte Girolamo Cardano im 16. Jahrhundert mit dem Schlagwort *secundum medicinam sine medicina vivere:* ein Leben zu führen entsprechend den Regeln der Medizin, aber ohne „Medizin" (= Medikamente), sondern mithilfe von Selbstbeobachtung und -diätetik. Demgegenüber klagt der aufgeklärte Arzt Johann Christian Ehrmann 1797 über „die Anhänglichkeit der Kranken selbst an die Pillen, Pulver oder Tinkturen" (Schäfer 2004, S. 87, 230). Außerdem fokussierten seit der Frühen Neuzeit manche Ärzte, Laienmediziner und

Leser/-innen ihrer Schriften auf besondere Vorschriften, anstelle allgemeine Gesundheitsregeln hochzuhalten: Der venezia-nische Adelige Alvise Cornaro (1558/63) empfahl eine zwar hochwertige, aber einfache und quantitativ reduzierte, d. h. aus heutiger Sicht zunehmend kalorienarme Kost (s. u. Abschn. 4.3). Der englische Arzt Sir John Floyer (1724) forderte hingegen für die meisten Fälle schlicht eine äußerliche oder innerliche Anwendung von kaltem Wasser. Mit solchen Spezialisierungen vermieden Ratgeber, aber auch Ratsuchende das komplexe Regelwerk, das der Galenismus über Jahrhunderte aufgebaut hatte.

Floyers Werk weist schon auf eine weitere Entwicklung hin, die seit dem 18. Jahrhundert in vielen Ländern Europas boomte und ebenfalls in gewisser Konkurrenz zur Individualdiätetik stand: Heilbäder mit Trink- oder Badekuren gab es schon deutlich früher, aber in viel geringerem Umfang, und sie wurden eher von Kranken als Gesunden aufgesucht. Jetzt aber wurden berühmte Badeorte wie Spa, Bath, Baden Baden oder Marienbad zu kulturellen und politischen Treffpunkten zunächst der gesellschaftlichen Eliten, dann auch zu einer Vorform der bürgerlichen Sommerfrische. Als Einrichtungen halböffentlicher Gesundheitsvorsorge knüpften sie zwar an diätetische Ideen (2. Bewegung und Ruhe durch Baden; 3. Ernährung mit Wasser, Obst, Molke) an, verallgemeinerten und vereinfachten sie aber im Kurbetrieb für eine breite Öffentlichkeit.

Und schließlich scheint sich das öffentliche Interesse an Diätetik auch insoweit verändert zu haben, als Empfehlungen für ein gesundes Leben zunehmend kombiniert oder aufgeladen wurden mit Erörterungen zur Langlebigkeit und zur Bekämpfung von Alterserscheinungen. Dieser Diskurs wurde seit dem Spätmittelalter zunächst vorwiegend in der Alchemie geführt und befasste sich mit hochspekulativen Annahmen – neben der Goldmacherei war

Lebensverlängerung ein Fokus dieser Kunst. Seit dem 17. und 18. Jahrhundert wanderten aber Teile des Spezialwissens auch in die seriöse Gesundheitsliteratur ein, sicher auch aus Gründen der Werbewirksamkeit. Ein spätes Beispiel dieser Vermischung ist die *Kunst das menschliche Leben zu verlängern* (1797) von Christoph Wilhelm Hufeland, in späteren Auflagen erschien sie unter dem bekannteren Haupttitel *Makrobiotik.* Im zweiten, praktischen Teil dieser seriösen Schrift beschreibt ihr Autor, einer der berühmtesten deutschen Ärzte in der ersten Drittel des 19. Jahrhunderts, zunächst „Verkürzungsmittel des Lebens", von denen viele aus der klassischen Diätetik bekannt waren: Essen und Trinken (hier vor allem auf Unmäßigkeit, kulinarische Raffinesse und Alkohol bezogen), falscher Gebrauch der Sexualität (vor allem in der Jugend und durch Selbstbefriedigung), unreine Luft (vor allem in Städten) und schädliche Leidenschaften. Unter den „Verlängerungsmittel[n] des Lebens" erscheinen aus dem einstigen Katalog noch der Schlaf und die körperliche Bewegung. Das ist insofern interessant, als die ursprünglich stets ambivalenten *res non naturales* von Hufeland selektiv behandelt und dabei ausschließlich positiv oder negativ bewertet werden. Jenseits der klassischen Diätetik führt er noch weitere Faktoren für Kurz- oder Langlebigkeit an, etwa die Erziehung und den Umgang mit Seelenkräften. Und schließlich bespricht er auch ausgesprochen bürgerliche Aspekte wie „glücklicher Ehestand", Reisen, Reinlichkeit, „Land- und Gartenleben" und „Kultur".

Hufelands *Makrobiotik* erschien in vielen Auflagen während des ganzen 19. sowie zu Beginn und erstaunlicherweise auch wieder am Ende des 20. Jahrhunderts. Trotzdem markiert sie einen Endpunkt in Entwicklung und Niedergang der traditionellen Diätetik: Sie bot als eines der letzten Werke der gelehrten Medizin nochmals einen Überblick zu den wichtigsten Themen, die fast 2500 Jahre als relevant für das gesunde Leben angesehen wurden. Was folgte, war einerseits ein zunehmendes Desinteresse der Schulmedizin an diätetischen Heil- und Präventionsmitteln, die angesichts eines wachsenden Spektrums an chirurgischen und pharmakologischen Therapien als unwirksam abgetan wurden. Andererseits entwickelte sich auch die eingangs (s. Abschn. 2.1 und 2.2) geschilderte Ausdifferenzierung diätetischen Wissens in Fachgebiete inner- und außerhalb der Medizin. Und schließlich wanderte die traditionelle Diätetik seit dem frühen 19. Jahrhundert in Bereiche der Alternativen oder Komplementären Medizin ab (s. Kap. 3).

Die lange, recht komplizierte Geschichte der Diätetik zeigt, dass nicht erst im 20. oder 21. Jahrhundert, sondern bereits seit mindestens 2500 Jahren ganz alltägliche Verrichtungen und Zustände wie Essen und Trinken, Bewegung und Schlaf von der Medizin als relevant für Gesundheit und Krankheit eingestuft wurden. Während die Wissenschaft solche Verbindungen heute mithilfe von Studien und pathophysiologischen Modellen zu objektivieren und zu differenzieren versucht, geschah Vergleichbares früher auf der Basis spekulativer Theorien, insbesondere der Säfte- und Qualitätenlehre. Die epochenübergreifende Idee, die grundlegenden Abläufe des Lebens zu optimieren und deshalb einer medizinischen Kontrolle zu unterwerfen, wurde schon seit der Antike durch Fachliteratur entwickelt und gefördert, im öffentlichen Diskurs aber auch kritisch reflektiert oder gar zurückgewiesen. Auch aufgrund des geringen Einflusses der gelehrten Medizin blieb es in der Vormoderne weitgehend bei unverbindlichen Empfehlungen für Interessierte. Nur einzelne Praktiken wie etwa der halbjährliche Aderlass oder das wöchentliche Bad wurden zur breit verankerten sozialen Einrichtung; insofern kann vor 1800 noch nicht von einer Medikalisierung des gewöhnlichen Lebens gesprochen werden – was sich seither für die Bereiche Ernährung und Bewegung in Teilen durchaus geändert hat: Medizinisch-wissenschaftliche Erkenntnisse beeinflussen inzwischen die Produktion von Gütern sowie Konsum und Verhalten vieler Menschen nachhaltig. Andererseits war das Spektrum der empfohlenen Maßnahmen für Gesunde in der Vormoderne deutlich breiter als heute. Insbesondere die Bereiche Schlaf und Entleerungen (einschließlich der Sexualität) sind heute fast nur noch bei Störungen ein medizinisches Metier, ansonsten eine Angelegenheit des privaten Lebens, die anders als in der Vormoderne im öffentlichen und medizinischen Diskurs weitgehend ausgeblendet werden. Im Vordergrund aller modernen medizinisch-wissenschaftlichen Studien zu Ernährung, Bewegung und allen anderen genannten Faktoren steht vielmehr die Suche nach Zusammenhängen mit Störungen oder Krankheiten. Welche Verhaltensweisen oder Umstände gesund machen, bleibt dagegen häufig unbestimmt oder aufgrund mangelhafter Studien unbewiesen.

3

„So sollt ihr leben!" - (Alternativ-)Medizinische Gesundheits-Imperative im Geiste des Paternalismus

Hat Er seine Erbsen schon gegessen?

G. Büchner, Woyzeck (1836/37)

Im Jahr 1973 berichtete der Pharmakologe und Medizinhistoriker Hans-Heinz Eulner (1925–1980) über „Erlebnisse unserer eigenen Studentenjahre", das heißt mutmaßlich aus der Zeit kurz nach dem Zweiten Weltkrieg:

> Wir wußten das Grundsätzliche über Aminosäuren, Triglyceride und Hexosen. Fragte uns aber ein Patient, ob er Pflaumen essen dürfe, so waren wir hilflos. Es wurde weitgehend darauf verzichtet, die Ergebnisse der Grundlagenforschung systematisch in die schlichte Alltagssprache des Speisezettels zu übersetzen […] Über das Kochbuch wurde kaum gesprochen. Wir haben als Studenten überhaupt nicht erfahren, daß es einmal eine Diätetik mit dem umfassenden Programm eines angemessenen Umgangs mit den „res non naturales" gegeben hat.

D. Schäfer, *Warum es uns so schwerfällt, gesund zu leben*,
https://doi.org/10.1007/978-3-662-73781-1_3

Und über diese frühere Diätetik schrieb Eulner:

> Imponierend bleibt das in Jahrhunderten gewachsene und bewahrte Lehrgebäude, das […] eine auf „Vernunft und Erfahrung" gegründete feste Anleitung in jedem konkreten Einzelfall bot und damit die vermeintliche Sicherheit, richtig zu handeln. Man wußte es immer ganz genau – so fragwürdig heute auch die Begründung erscheinen mag (Eulner 1976, S. 79–80).

Wie im letzten Kapitel (Abschn. 2.1 und 2.2) deutlich wurde, trifft Eulners Beobachtung durchaus auch noch auf die aktuelle Medizin zu: Sie ‚weiß' nochmals deutlich mehr als Ende der 1940er oder auch in den 1970er Jahren; aber dieses Wissen ist im Bereich der Grundlagen von Ernährung, Bewegung und anderen Gesundheitsfaktoren sehr speziell und häufig auf krankhafte Zustände fokussiert. Fragt man jedoch nach konkreten und zugleich wissenschaftlich belastbaren Empfehlungen für Ernährung und Lebensgestaltung, so antworten Mediziner trotz vieler Studien aus den genannten Gründen häufig gar nicht oder widersprüchlich, denn die Fragen gehen an ihren Erkenntnissen, aber auch am beruflichen Interesse vorbei. Zwar nehmen Ärztinnen und Ärzte in öffentlichen Medien durchaus zu Gesundheitsthemen Stellung, doch sind sie keineswegs die einzigen und bei weitem nicht Influencer/-innen mit der größten Reichweite. Und weil sie berufsrechtlich an bestimmte Verpflichtungen (z. B. Stand der Forschung, Kollegialität, Verbot von Werbung, keine Abgabe von Medizinprodukten) gebunden sind, können sie nicht so frei argumentieren und agieren wie die nicht-ärztliche Konkurrenz.

Im vielstimmigen Chor der Gesundheitsberatung (siehe Abschn. 6.1 und 6.2) klingen ärztliche Stimmen auch deshalb weniger laut und fordernd, weil seit mehreren Jahrzehnten der paternalistische, das heißt väterlich bestimmende Ton besonders der Ärzteschaft kritisiert wird. Diese Kritik hat wiederum ihre Ursache in einem verschärften, „spezifisch modernen Paternalismus, der auf autonomiefeindlichen Tendenzen der modernen Medizin beruht":

- auf einer verschärften Asymmetrie des Arzt-Patient-Verhältnisses durch die Verwissenschaftlichung der Medizin;
- auf der Objektivierung von subjektiven Symptomen und Leiden zu Krankheiten mit der Gefahr, dass Patienten nicht als Personen, sondern als Objekte medizinischer Fürsorge betrachtet und behandelt werden;
- auf einem Strukturwandel in der Medizin durch Institutionalisierung, Technisierung, Spezialisierung, Ökonomisierung und Verrechtlichung (Rehbock 2002, S. 134–35).

Im Sinne einer postmodernen Gegenreaktion auf diese Kritik verhalten sich mittlerweile viele Ärztinnen und Ärzte geradezu anti-paternalistisch, insbesondere außerhalb ihres zentralen Kompetenzbereiches:

> At one time doctors thought that they were supposed to act paternalistically toward their patients, now many of them think that they should never act paternalistically (Gert/Culver/Clouser 1997, S. 195).

Im Folgenden soll zunächst (Abschn. 3.1) der Weg der Medizin in den letzten 200 Jahren durch diese Phase des Paternalismus nachgezeichnet werden, die zugleich eine Abkehr von der traditionellen Diätetik und die Hinwendung zu einer speziellen Ernährungswissenschaft mit sich brachte. Doch die praktischen Lücken, die durch diese Verwissenschaftlichung entstanden, füllten im Laufe des 19. Jahrhunderts (und über die NS-Zeit bis zur Gegenwart) alternative Bewegungen auf. Mit den Leitthemen Homöopathie, Naturheilkunde und Vegetarismus/Veganismus (Abschn. 3.2) wurden und werden diese Bewegungen häufig von medizinischen Laien organisiert und agieren seit ihren Anfängen wesentlich unbefangener mit paternalistischen Gesundheits-Imperativen: So sollt ihr leben!

3.1 Medizin ohne Diätetik: Entwicklungen im 19. Jahrhundert

In den historischen Abschnitten des vorigen Kapitels (Abschn. 2.3 und 2.4) wurden bereits Tendenzen innerhalb der vormodernen Heilkunde angesprochen, das Gesundheitsverhalten ihrer Patient/-innen oder Klient/-innen zu ‚medikalisieren', das heißt: medizinischen Regeln so weit zu unterwerfen, dass ihr Leben davon deutlich beeinflusst wurde. Die überlieferte Vielzahl vormoderner Texte zur Gesundheitsregelung lässt außerdem vermuten, dass sowohl vonseiten der Gesundheitsberufe als auch der Leser/-innen großes Interesse an diesem Thema bestand: Die Erhaltung von Gesundheit erschien vielen – wohl auch angesichts der geringen therapeutischen Möglichkeiten damaliger Medizin – besonders wichtig. Gleichzeitig gibt es Hinweise, dass manche Adressaten eine medizinische Kontrolle des alltäglichen Lebens ablehnten oder statt der komplizierten Regeln einfachere Mittel bevorzugten, z. B. die Einnahme von Medikamenten oder eine Fokussierung auf einfache Maßnahmen.

Im Folgenden sollen Entwicklungen im 19. und frühen 20. Jahrhundert näher betrachtet werden, also in der Frühzeit der Moderne, die unter anderem von beginnender Industrialisierung und Bürokratisierung sowie der Ausprägung bürgerlicher Gesellschaften und Nationalstaaten gekennzeichnet war. Auch im Gesundheitswesen dieser Epoche fanden kaum zu überschätzende Umbrüche statt, die hier nur kursorisch aufgezählt werden können:

- Die Entwicklung stationärer Versorgung (Krankenhäuser, Privatkliniken, Pflegeheime) schuf neue Möglichkeiten, Krankheitsverläufe zu vergleichen und damit wissenschaftlich und klinisch zu erforschen.
- Der Ausbau öffentlicher Gesundheitspflege (Lebensmittelhygiene, Assanierung der Städte, erste Impfungen) und eine sukzessiv zunächst quantitativ bessere Ernährung der Bevölkerung führten zu Senkung der Sterblichkeit und leiteten den demographischen Wandel ein.
- In der zweiten Hälfte des 19. Jahrhunderts wurden besonders in chirurgischen Fächern neue diagnostische und therapeutische Optionen etabliert, die zu einem Optimismus führten, unter ärztlicher Führung die meisten Krankheiten ‚besiegen' zu können.
- Die Professionalisierung der Ärzteschaft (befördert durch Verwissenschaftlichung, Spezialisierung und Kollegialität in neu gebildeten ärztlichen Vereinen) führte zu ihrem steigendem Ansehen in der Bevölkerung.

Gleichzeitig schwand das medizinische Interesse an den meist unspezifischen Maßnahmen zur Erhaltung der Gesundheit; sie passten nur wenig zu den damals führenden objektivierenden Krankheitskonzepten der lokalistischen Zellularpathologie und der Mikrobiologie: Krankheiten sollten demnach vor allem durch mikroskopisch sichtbare Störungen auf zellulärer Ebene oder durch ‚feindliche' Mikroorganismen entstehen – wie sollte dagegen eine Lebenführung helfen, deren Regeln man visuell, analytisch oder statistisch nicht objektivieren konnte?

Trotzdem stellt sich die Frage: Wie kam es im Bereich der Diätetik zu diesem fundamentalen Wandel in einer relativ kurzen Zeit? Denn bis etwa 1830 erschienen unter anderem noch Übersichtswerke von Ärzten, die dieses Fach expressis verbis an Hochschulen unterrichteten (etwa Feiler 1821, Klose 1825, Sundelin 1826, Wildberg 1828, Leupoldt 1828). Andere wollten im Sinne der Volksaufklärung bestimmte Gruppen eines breiteren Publikums über gesundes Leben belehren, insbesondere Frauen (v. a. Schwangere und Stillende), Kinder und Sitzberufe: Die Tradition der mittelalterlichen Spezialregimina lebte hier in Teilen noch fort. Hinzu kamen Ratgeber für chronisch Erkrankte, insbesondere Rheumatiker und Tuberkulöse. Für die erste große Cholera-Pandemie von 1830–32 wurden noch zahlreiche klassisch diätetische Ratgeber verfasst, und für ältere Menschen erschienen sogar noch Anfang des 20. Jahrhunderts „aerztliche Rathschläge" in der Tradition Hufelands (z. B. Kluge 1910). Aber schon Johann Michael Leupoldt bemerkt im Vorwort seiner *Eubiotik* (1828, S. VI–VII) etwas umständlich, dass einige der noch vor kurzen erschienenen Diätetiken

> ursprünglich einer Zeit an[gehören], in welcher, so wenige Jahre auch zwischen ihr und der Gegenwart liegen, dennoch sowohl der Grund und Boden, auf welche sie ihre Verfasser gründen mussten, als auch das Bedürfniß derer, die sich ihrer bedienen wollen, bedeutend anders beschaffen waren, als sie es jetzt sind.

Statt bloßem Erfahrungswissen sei jetzt Wissenschaftlichkeit gewünscht.

Im Laufe der 1830er-Jahre änderte sich tatsächlich das Spektrum der medizinischen Autoren: Eine neue Generation naturwissenschaftlich gut ausgebildeter Physiologen und Chemiker drückte der Medizin insgesamt und gerade auch im Bereich der Ernährungslehre ihren Stempel auf (Übersicht bei Mani 1976). Im Folgenden seien fünf Beispiele kurz angeführt: Einer ihrer wirkmächtigsten Vertreter war Johannes Müller, dessen *Handbuch der Physiologie des Menschen* (1833) auch ein umfangreiches Kapitel zu Ernährung enthält. Darunter verstand Müller aber nicht mehr die äußere Zufuhr von mutmaßlich besser oder schlechter geeignetem Essen und Trinken, sondern den inneren Prozess des Aufbaus von Organen durch chemische Bestandteile des Blutes nach dem Prinzip der „Assimilation" (‚Angleichung': Ähnliches zieht Ähnliches an). Müller erkannte dabei bereits, dass nicht alle benötigten „Nahrungsmateriale" (verschiedene Eiweiße, Faserstoff, Fett …) im Blut bereits vorliegen, sondern im Körper zusammengesetzt werden müssen.

Ein weiterer Vertreter dieser Richtung war der Heidelberger Anatom Friedrich Tiedemann, der in seiner *Physiologie des Menschen* (1836) einen gesamten Band der Ernährung widmete. Dort ging er zunächst ebenfalls auf die Ebene der organischen Verbindungen ein, aus denen die Nahrungsmittel zusammengesetzt seien. Erst dann beschrieb er systematisch die unterschiedlichen Arten und Eigenschaften „zusammengesetzter" tierischer (Fleisch, Milchprodukte, Eier) und pflanzlicher Nahrung, wobei nach der Erkenntnis seiner Zeit die stickstoffhaltigen (v. a. Eiweiße) am nährendsten sein sollten. Allerdings hänge dies auch von der individuell unterschiedlichen Verdauungsfähigkeit, von der Zubereitung in der Küche sowie von Begleitstoffen ab. Tierische Produkte seien im Allgemeinen nährender als pflanzliche, weil ihre „Mischung" der menschlichen ähnlicher sei und sie deshalb bei der Verdauung leichter „verähnlicht" werden könnten (Tiedemann 1836, S. 217).

Tiedemanns Buch wurde von Jacob Moleschott (1850a) überarbeitet; dabei ging der später berühmte Physiologe noch stärker auf die anorganischen und organischen Grundstoffe im Körper ein und machte deutlich, dass etwa Traubenzucker zu Stärke oder Fett umgewandelt werden könne. In einer populärwissenschaftlichen Version des Textes fällt nur beiläufig (bei der Darstellung des Nährwerts der Hülsenfrüchte!) Moleschotts vielleicht berühmtester Satz „Ohne Phosphor kein Gedanke!" (1850b, S. 116). Damit erregte er den Widerspruch des bekannten Chemikers Justus von Liebig, der immer noch von einer physikalisch wirksamen, aber immateriellen Lebenskraft ausging; nur mit deren Hilfe seien Lebensvorgänge vollständig zu erklären: etwa bei der Ernährung die Umwandlung einfacher organischer Stoffe in komplexe Verbindungen oder eben auch bei den geistigen Tätigkeiten die Entstehung von Gedanken. Moleschott hingegen wurde zu einem der wichtigsten Protagonisten eines radikalen wissenschaftlichen Materialismus (Kockerbeck 2011).

Liebig selbst griff als Chemiker auf Methoden und Erkenntnisse zur Analyse organischer Stoffe zurück, die bereits seit Ende des 18. Jahrhunderts vor allem in Frankreich durch Lavoisier, Berthollet und Magendie gewonnen worden waren (Carpenter 2003, S. 638–39). Er unterschied seinerseits 1842 zwischen stickstofffreien „Respirationsmitteln" (Kohlenhydrate, Fette), die nur der Wärmeerzeugung mithilfe des in der Lunge eingeatmeten Sauerstoffs dienen sollten (von Virchow [1868, S. 26] später „Heizstoffe" genannt), und den stickstoffhaltigen „plastischen Nahrungsmitteln" (Fibrin, Albumin, Casein, Fleisch), die zur Blut- und Organbildung geeignet seien (Liebig 1842, S. 97). Im Gegensatz zu vielen physiologischen Kollegen überprüfte er seine aus chemischen Experimenten gewonnenen Annahmen noch nicht mit Tierversuchen.

Einen etwas anderen Weg ging der Pharmakologe Karl Philipp Falck in seinem ebenfalls zur Mitte des Jahrhunderts entstandenen *Handbuch der diätetischen Heilmittellehre* (1850): Er betrachtete die einzelnen Nahrungsbestandteile („Organo-Constituenten“) vor allem unter dem Aspekt des quantitativen Ersatzes verbrauchter und ausgeschiedener Stoffe, die er in zahlreichen Experimenten bestimmte. Der französische Chemiker Jean Baptiste Boussingault hatte mit dieser Methode bereits 1837 den Stickstoff-Umsatz von Pferden und Kühen bestimmt (Carpenter 2003, S. 639–40).

Festzuhalten ist, dass bereits um die Mitte des 19. Jahrhunderts chemische Analysen und quantitative Bestimmungen den physiologischen Diskurs über Ernährung bestimmten, was bis 1830 noch überhaupt nicht der Fall war. Auch in der nun zunehmend naturwissenschaftlich geprägten Medizin änderte sich das bisherige Paradigma von der Diätetik als Lebensstil (wie noch um 1800 in Hufelands *Makrobiotik* empfohlen), als präventive und als therapeutische Methode erstaunlich schnell. An die Stelle einer umfassenden, aber spekulativen Diätetik fokussierten Ärzte vor allem auf die Ernährung (‚Diät‘ im neueren Sinne), die zugleich neu definiert wurde: Es rückte nämlich vor allem der Beitrag von Makronährstoffen (Kohlenhydrate, Fette, Proteine) zur Funktion des Organismus in den Blick. Lebensmittel wurden mithilfe einer wachsenden Zahl von Tierversuchen auf den Gehalt dieser Stoffe hin überprüft und ihre Bedeutung für den Menschen auf diese quantifizierbaren Aspekte reduziert. Vorübergehend nahm man sogar an, dass vor allem die stickstoffhaltigen Proteine zum inneren Aufbau der Organe, insbesondere Gehirn und Muskulatur, notwendig seien, während Kohlenhydrate und Fette ‚nur‘ verbrannt würden. Das erklärt, warum Proteine in der Ernährung priorisiert wurden, wobei man vermutete, dass solche von tierischer Herkunft aufgrund ihrer strukturellen

Ähnlichkeit im menschlichen Körper leichter assimiliert werden könnten als pflanzliches Eiweiß. Diese Vermutung war zwar nicht neu, trug aber zur Hochschätzung von Fleischernährung bei. Nach 1865 wurden Fleischextrakte als Nahrungs- oder wenigstens belebendes Genussmittel industriell hergestellt, was insbesondere von Liebig massiv beworben wurden (Teuteberg 1989, S. 9–37).

Allerdings empfahlen Ärzte und Naturwissenschaftler durchaus auch Proteine vegetarischen Ursprungs, insbesondere für eine kostengünstige Massenverpflegung von Häftlingen oder Soldaten. Erstaunlich früh spiegelt sich das in dem Dramenfragment *Woyzeck* (1836/37) des jungen Arztes Georg Büchner. Die Figur des skrupellosen, allein an Forschung interessierten Militärarztes könnte an den Gießener Physiologen Johann Bernhard Wilbrand angelehnt sein, bei dem Büchner ab 1833 studierte; im Blick auf den Menschenversuch an dem Soldaten Woyzeck, der sich nur von Erbsen ernähren und seinen Harn bei dem namenlosen „Doktor" abliefern soll, ist allerdings der Bezug zu den zeitgleichen Forschungen Liebigs in Gießen noch naheliegender. Das dem „Doktor" in den Mund gelegte Zitat „Harnstoff 0,10, salzsaures Ammonium, Hyperoxydul" verweist nicht nur auf zeitgenössische Ernährungsforschungen, sondern auch auf Liebig, der anscheinend um 1833 an über 500 hessischen Soldaten einen Großversuch mit einer Leguminosendiät durchführen ließ. Dabei konnte er angeblich die Nahrhaftigkeit der Hülsenfrüchte nachweisen. Wenn wir jedoch die fiktiven Erfahrungen von Büchners Titelheld mitberücksichtigen, müsste Liebig auch Nebenwirkungen wie Blasenschwäche, Händezittern, unregelmäßiger Puls, Sehschwäche und Wahnvorstellungen (aus heutiger Sicht mit dem hohen L-Dopa-Gehalt von Erbsen erklärbar) festgestellt haben. Woyzeck leidet demnach nicht nur unter Standesdünkel und sozialer Ausgrenzung seiner Oberen, sondern vor allem an Vergiftungserscheinungen durch eine einseitige Diät (Krätz 2009, Pollmer 2013). Vielleicht auch deswegen wandte sich der Forscher Liebig – obschon kein Arzt – später der Fleischdiät zu.

Gleichwohl blieben Erbsen als kostengünstiger Ersatz eine interessante Alternative für die Heeresverpflegung. Im deutsch-französischen Krieg. 1870/71 wurde sogenannte „Erbswurst" (ursprünglich in Naturdarm eingefüllte Trockenmasse aus Erbsenmehl, Rinderfett, Speisesalz, Zwiebeln und Gewürzen) in großem Umfang produziert und eingesetzt (Teuteberg 1989, S. 100); später wurde die Konserve auch im breiten Umfang für den Haushalt und Outdoor-Bereich produziert und beworben (s. Abb. 3.1).

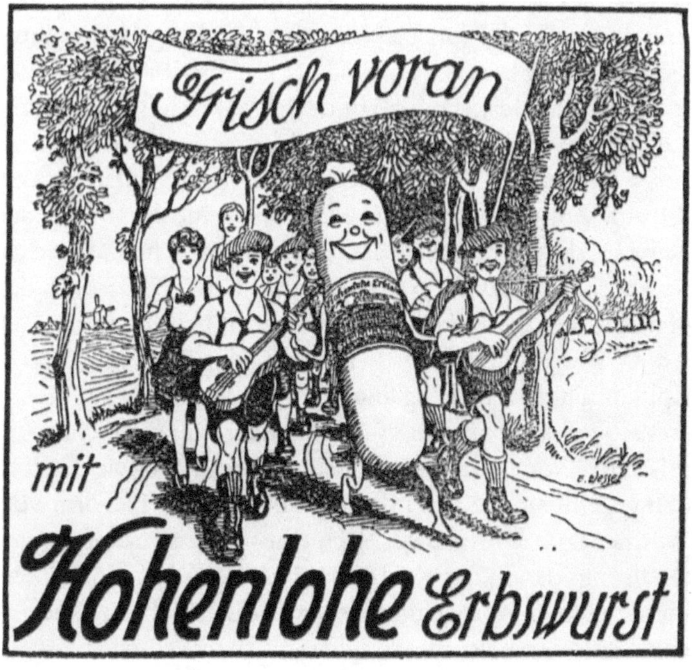

Abb. 3.1 Werbung für Erbswurst in der Zeitschrift *Die Jugendherberge* von 1929

Die Defizite und Widersprüche der frühen Ernährungsforschung unter Liebigs Ägide waren dem kritischen Auge des in den 1860er-Jahren vielleicht bekanntesten deutschen Mediziners Rudolf Virchow nicht entgangen. Für ihn als Forscher war klar: „Eine streng wissenschaftliche Diätetik ist bis jetzt noch unmöglich" (Virchow 1868, S. 40; s. Eingang zu Kap. 6).

Doch in der zweiten Hälfte des 19. Jahrhunderts wurden weitere Grundlagen der Ernährungswissenschaft (Trophologie) gelegt, freilich ohne dass diese Bezeichnung schon geläufig gewesen wäre. Schon ab 1860 setzte Carl (von) Voit die von Liebig begonnenen Untersuchungen der Stoffwechselbilanzen fort; er begründete in München als Leiter des Physiologischen Instituts gemeinsam mit Max (von) Pettenkofer die exakte Erforschung von Stoffwechselprozessen mithilfe von Tierversuchen. Dabei gelang es ihm, die von Liebig betonte Zweiteilung der Ernährung in stickstoffhaltigen Muskelaufbau und stickstofffreie Verbrennung aufzulösen: Voit erkannte, dass Muskelarbeit weitgehend von Fett und Kohlenhydraten abhängig ist; entscheidend für eine optimale Ernährung ist daher eine Mischung der Nahrungsbestandteile. Nach dem fränkischen Forscher wurde das *Voit'sche Kostmaß* benannt (Voit 1876, S. 22), das den Nahrungsbedarf eines Erwachsenen bei mittelschwerer Arbeit mit üppigen 118 g Eiweiß, 56 g Fett und 500 g Kohlenhydraten pro Tag angibt.

Voit verharrte allerdings noch bei der rein stofflichen Ermittlung von Ernährungsbilanzen und vernachlässigte demgegenüber die Bestimmung von Energie in Form von Wärme und Bewegung. Nach Einführung des Energieerhaltungssatzes kurz vor 1850 lag es aber nahe, ihn auf den menschlichen Körper und dessen Arbeitskraft zu übertragen und seine Leistungsfähigkeit als physikalisch messbare Größe zu bestimmen; die Nahrung wurde zunehmend als

„Treibstoff" der menschlichen Maschine gedacht (Keuck 2023, S. 13, 25). Der Voit-Schüler Hans Buchner war nun einer der ersten, die um 1880 wenigstens summarisch auf die „Verbrennungswärme" von Fett und Kohlenhydraten hinwiesen und sie in der physikalisch längst geläufigen Einheit Kalorien (‚Wärmeeinheiten') angaben. Ein anderer Schüler, Max Rubner, formulierte 1883 das Isodynamiegesetz, „dass (und in welchem Verhältnis) die drei Makronährstoffe in energetischer Hinsicht sich gegenseitig vertreten können" (ebd, S. 27–28). Fleisch verlor damit zumindest aus ernährungswissenschaftlicher Sicht seine dominante Stellung; die Voit'sche Angabe von 118 g Eiweiß pro Tag wurde in der Folgezeit (auch aus ökonomischen Gründen) deutlich nach unten korrigiert. Die Kalorienforschung setzte ebenfalls in den 1880er-Jahren ein und prägte im frühen 20. Jahrhundert den öffentlichen Diskurs um quantitative Ernährungsregeln (Mackert 2023). Erst in der Zwischenkriegszeit nahmen Ernährungsforscher wie Rubner auch Elemente aus der vegetarischen und Lebensreform-Bewegung (s. u. Abschn. 3.2) auf und forderten in populären Schriften eine ausgewogene „gesunde Mischung" mit mehr Gemüse, Obst und Milch sowie Faserstoffen (Briesen 2010, S. 99).

Es ist außerdem zu betonen, dass Ernährung spätestens im 19. Jahrhundert zu einem politischen Thema wurde. Hungerkrisen und -revolten in den vorausgehenden Jahrzehnten begünstigten als Teil der Sozialen Frage bereits die Französische Revolution von 1789, und Ähnliches galt dann auch für die Revolutionen von 1848/49. Die Ereignisse beeinflussten auch Naturwissenschaft und Medizin: Liebig wurde womöglich durch das Miterleben von Hungersnöten zu seiner Forschung an Mineraldüngern in den 1830er- und 40er-Jahren angeregt, die in der zweiten Hälfte des 19. Jahrhunderts die Ernährung in Zentraleuropa weitgehend sicherten. Auch der politisch sehr aktive Virchow leitete seinen populärwissenschaftlichen Vortrag *Ueber Nahrungs- und Genußmittel* (1868) mit Hinweisen auf deren öffentliche Bedeutung bei größeren Populationen ein. Voits und Rubners Studien wiederum entstanden vor dem Hintergrund gesundheitsökonomischer Fragestellungen: Welche Quantitäten bestimmter Nahrungsanteile sind erforderlich, um Menschen in staatlicher Obhut möglichst günstig zu ernähren? Der Nahrungsmittelchemiker Josef König publizierte 1882 sogar eine Tabelle von 63 tierischen und 36 pflanzlichen Nahrungsmitteln und setzte deren jeweiligen Nährwert auch in Relation zu ihrem Preis. Demzufolge boten Hülsenfrüchte, Brot und Weizenmehl die monetär günstigsten „Nährwerteinheiten" bzw. „Kost[-]rationen", lange vor Stockfisch, Rindertalg oder Schweineschmalz. Frisches Obst hatte dagegen in dieser Tabelle aufgrund seines hohen Wassergehaltes fast keinen Nährwert. König betonte, dass zwar die wohlhabende Klasse auf diese Unterschiede keine Rücksicht zu nehmen brauche. Aber

> geradezu von der grössten Bedeutung ist die Frage für die arbeitende Klasse, für die Massenernährung in öffentlichen Anstalten, in der Volksküche, in den Arbeiter-Menagen etc., in denen, wie C. Flügge [Handbuch der hygiënischen Untersuchungsmethoden. 1881, S. 429] richtig bemerkt, „auf eine Befriedigung der Geschmacksgelüste weit weniger Rücksicht genommen zu werden braucht, als auf eine zureichende, den Körperbestand erhaltende und dabei möglichst billige Kost."

Dieses abschließende Zitat (König 1882, S. 4) macht einen sehr wirksamen, aber gewissermaßen indirekten Paternalismus der zeitgenössischen medizinischen Wissenschaft deutlich: Mithilfe solcher Empfehlungen konnten (und können bis heute) staatliche Stellen, aber auch Arbeitgeber die Verpflegung für viele davon abhängige Menschen steuern. Die medizinischen Experten haben in der Regel aber keinen direkten Kontakt zu den Betroffenen, über deren geschmacklose Ernährung ohne, teilweise auch gegen ihren Willen verfügt wird.

Im Bereich der klinischen Praxis äußerten sich Ärzte um 1900 nur selten zur richtigen Ernährung und Lebensweise von Gesunden – ihre Domäne waren vor allem Diätetiken für Stoffwechselkranke. Eine wichtige Ausnahme bildete die sich im 19. Jahrhundert institutionalisierende Kinderheilkunde: Mehrere Ärzte verfassten erfolgreiche Werke über die Ernährung von Säuglingen (von Ammon 1827, Fürst 1870, Biedert 1880); unter den frühen Angeboten für künstliche Ersatznahrung dominierte die wiederum von Liebig propagierte „Milchsuppe" (aus einem Granulat von Weizenmehl, Milchpulver, Malz und Kali, das mit Wasser aufgekocht wurde). Zwar favorisierten seit der Neuzeit die meisten Ärzte das Stillen als ideale Säuglingsnahrung, und Statistiken zeigten spätestens um 1900 eindeutig, dass ‚Brustkinder' viel seltener starben als künstlich ernährte Säuglinge. Trotzdem bewegte sich zu dieser Zeit in großen Städten die Quote gestillter Kinder auf einem historischen Minimum (z. B. Köln 1902: 40 %, gegenüber 90 % eine Generation vorher). Hauptursache war – neben der Verfügbarkeit von Kuhmilch und vorgeblich sicheren Ersatzprodukten – ein unzureichender Mutterschutz, der viele Frauen zwang, schon kurz nach der Geburt wieder berufstätig zu sein. Als Gegenmaßnahme wurden in vielen Städten Säuglingsfürsorgestellen eingerichtet, Stillpropaganda (vgl. Abb. 3.2) verbreitet und Stillprämien für ärmere Familien ausgelobt, die aber den dann ausbleibenden Arbeitslohn bei weitem nicht kompensieren konnten. „Der starke Zwangscharakter der Maßnahmen" zur Förderung des Stil-

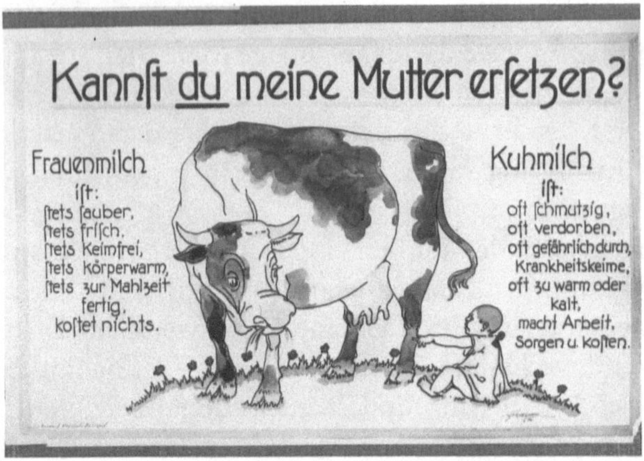
Kannſt du meine Mutter erſetzen?
Frauenmilch
iſt:
ſtets ſauber,
ſtets friſch,
ſtets Keimfrei,
ſtets körperwarm,
ſtets zur Mahlzeit
fertig,
koſtet nichts.
Kuhmilch
iſt:
oft ſchmutzig,
oft verdorben,
oft gefährlich durch,
Krankheitskeime,
oft zu warm oder
kalt,
macht Arbeit,
Sorgen u. Koſten.

Abb. 3.2 Stillpropaganda in der Weimarer Republik. (Quelle: GE-SO-LEI. Grosse Ausstellung in Düsseldorf 1926 für Gesundheitspflege, Soziale Fürsorge und Leibesübungen. Zusammengestellt und bearbeitet von Dr. med. Marta Fraenkel, Bd. 2, Düsseldorf 1927, S. 684 bzw. © *Deutsches Hygiene-Museum Dresden*)

lens zeigte sich unter anderem in unangemeldeten Hausbesuchen und entwürdigenden Kontrollen. Zumindest bis zu Beginn des Ersten Weltkriegs senkten diese paternalistischen Maßnahmen die Kindersterblichkeit kaum, erst danach führte die sich kriegsbedingt verschlechternde Versorgungslage wieder zu einem Anstieg der Stillquote (Vögele 2002).

3.2 Diät und Bewegung jenseits medizinischer Empfehlungen

Dass die klassische Diät und Diätetik in der wissenschaftlich orientierten Medizin keine große Rolle mehr spielten, belegt auch ein Blick in eine der wichtigsten deutschsprachigen medizinischen *Zeitschriften* seit Ende des 19. Jahrhunderts, der Deutschen Medizinischen Wochenschrift (DMW): Beide Stichworte finden in die etwa 35.000 publizierten Artikel zwischen 1875 und 1920 nur marginal Eingang, nämlich in Summe jeweils 21mal. Ähnliches gilt für die Stichworte Ernährung und Nahrung. Meist werden spezielle Ernährungsregeln bei ansonsten damals noch kaum behandelbaren Krankheiten und Problemen angesprochen, etwa bei Cholera und anderen Durchfallerkrankungen, bei Zuckerkrankheit, Fettleibigkeit und Schwangerschaftsbeschwerden; aber auch die künstliche Ernährung von Säuglingen und Kindern etwa mithilfe von Einspritzungen unter die Haut wird erwähnt. Die DMW spiegelt also im Wesentlichen den wissenschaftlichen Kurs der damaligen Medizin, in dem Vorbeugung für Gesunde generell und Diätetik speziell nur noch einen Nischenplatz einnahm.

Betrachtet man hingegen die Zahl der *Bücher* (Monographien), die die Stichworte Diät oder Diätetik im Titel führen, dann zeigt sich ein anderes Bild: nämlich insgesamt ein Anstieg im Laufe des 19. Jahrhunderts. Allerdings verschiebt sich das inhaltliche Profil der Texte: *Diätetik der Seele* wird beispielsweise bei dem gleichnamigen Bestseller des österreichischen Arztes und Schriftstellers Ernst von Feuchtersleben (1838) zu einer bloßen Metapher für das bürgerliche Lebenskunstwerk – im Gegensatz zur älteren *Diät für die Seele* Johann Georg Zimmermanns (1995, verfasst 1764), die sich noch an der klassischen Diätetik orientiert hatte. Ebenfalls in den 1830er-Jahren erschien – noch unter dem Haupttitel *Encyclopädie der Diätetik* – ein erstes spezielles Gesundheitslexikon, das sich „als Volks- und Hülfsbuch" nicht mehr an Experten richtete, sondern an „Jedermann, jedes Alter, Geschlecht, Temperament, jeden Stand und alle Verhältnisse des Lebens" (Hofmann/Braun 1834/42, Titelseite). Diätetisches Wissen aus früheren Zeiten wurde auf diese Weise popularisiert und zum Teil auch konserviert; es verlor aber zugleich auch seine ursprüngliche medizinnahe Aktualität und Komplexität. Wie im Folgenden gezeigt wird, übernahmen para- und alternativmedizinischen Strömungen des 19. und 20. Jahrhunderts wenigstens teilweise die Wertschätzung klassischer Lebensregeln, insbesondere im Blick auf Ernährung und Bewegung. Dieser Vorgang der Popularisierung kann auch als breiter Aneignungsprozess von Wissen verstanden werden, das ursprünglich nur von oberen Gesellschaftsschichten erworben und umgesetzt werden konnte.

Homöopathie als Erbin der klassischen Diätetik?

Es fällt auf, dass frühe Abweichler oder Gegner der (allerdings erst etwa seit 1880 sogenannten) Schulmedizin den Wert einer Diät für Vorbeugung und Therapie schätzten und sie teilweise modifiziert sogar in ihr Lehrgebäude integrierten – allerdings meist ohne dass dabei eine Diätetik mit fester Systematik wie die *Sex res non naturales* gelehrt wurde. Dies gilt auch für den Begründer der Homöopathie Samuel Hahnemann, der beispielsweise in einer kurzlebigen Zeitschrift *Freund der Gesundheit* (1792) über Diät aufgrund eines von ihm postulierten „Mageninstinktes" räsonierte. Hahnemann plädierte in diesem frühen Text für einen individuellen Zuschnitt der Nahrung nach dem persönlichen spontanen Verlangen jedes und jeder einzelnen, auch wenn er als Autor kein „schulgerechtes [!] System darüber aufzusetzen […] vermag" (S. 66). Entscheidend sei dabei, nach dem Vorbild der Tiere die „Naturstimme" zu hören, die den einzelnen die richtige Eingebung für die aktuell passende Wahl der Speisen und Getränke gebe. Hahnemanns Vorstellungen verweisen direkt auf Methoden einer Erfahrungsheilkunde, aus der sich ja auch das Kerngebiet der Homöopathie speist.

Jenseits von Hahnemann griff auch der Naumburger Arzt und Homöopath Johann Ernst Stapf (1822) das Thema Diätetik auf. Dabei übertrug er einen homöopathischen Schlüsselbegriff auf die klassischen *Res non naturales:* Nahrung, Luft, Licht und Wärme etc. besitzen wie eine Arznei „Potenzen", Gesundheit zu erhalten oder sogar wiederherzustellen (ebd., S. 124). Stapf empfahl „reinen, ungekünstelten Nahrungsstoff": Fleisch von erwachsenen, möglichst naturnah aufgezogenen Tieren, Eier, Milch und Milchprodukte sowie pflanzliche Nahrung. Allerdings gebe es darunter auch Stoffe mit „pathogenetischen Eigenschaften" (z. B. Petersilie, Meerrettich, Senf, Spargel), die oft Veränderungen der Ausscheidungen, Unterleibsbeschwerden, Erhitzungen und Hautausschläge mit sich brächten; bei sehr mäßigem Gebrauch seien zwar keine dauernden Schädigungen zu beobachten, wohl aber bei regelmäßigem. Noch mehr gelte dies für Kaffee, Tee, Liköre und verschiedene Gewürze: Solche Nahrung sei „arzneilicher" Natur, indem sie beim Genuss scheinbar einen höheren Grad von Gesundheit vortäusche: Diesem Gefühl müsse aber anschließend eine Abspannung folgen. „Arzneien bedarf jedoch nur der Kranke, nicht der Gesunde" (ebd., S. 134). In der klassischen homöopathischen Therapie treten die genannten Genussmittel bis heute in Konkurrenz zu Arzneimitteln, mit deren „Potenzen" geheilt werden soll, und auf sie müssen Patienten deshalb während einer Behandlung verzichten. Die angenommene arzneiähnliche Wirkweise von Nahrungs- und Genussmitteln ist im Übrigen ein Erbe der vormodernen Diätetik (s. Abschn. 2.4).

Wasserkur und Lebensregel

Eine Hauptrichtung der sich im 19. Jahrhundert entwickelnden Naturheilkunde war und ist die Hydrotherapie. Der Name verweist schon auf das Wasser, auf das ihre Anhänger den Fokus legten; diese Einseitigkeit war, wie schon erwähnt, typisch für die Spätphase der klassischen Diätetik: Schon Sir John Floyer in England (s. Abschn. 2.5) und die Stadtärzte Johann Siegmund Hahn in Schlesien (gleichnamig Vater und Sohn; die sogenannten ‚Wasserhähne') setzten im frühen 18. Jahrhundert fast ausschließlich auf kaltes Wasser (innerlich und äußerlich) zur Vorbeugung und Behandlung aller Störungen und Krankheiten. Etwa hundert Jahre später entwickelte der ebenfalls in Schlesien wirkenden Autodidakt Vincenz Prießnitz diese Monotherapie zu einem System mit vielen Varianten der Wasseranwendung (Jütte 1996, S. 117). Er erweiterte sie aber methodisch nicht nur um Schwitz-, Luft- und Lichtbäder sowie Bewegung im Freien (im Sinne einer umfassenden naturheilkundlichen ‚Klimatherapie' mit dem Ziel der Abhärtung); vielmehr gehörte zur Kur in Gräfenberg (heute: Lázně Jeseník) eine spezielle Diät mit Schwarzbrot, kalter Milch sowie mittags lauwarmen, wenig gewürzten Fleisch- und Mehlspeisen, die in vielen Fällen individuell angepasst wurde. Ihr allgemeines Ziel war die Kräftigung des Organismus als Gegengewicht zur äußerlichen Abhärtung. Insbesondere bei Entzündungskrankheiten lehnte Prießnitz warme Kost gänzlich ab (Rohde 2007). Auch sonst lassen sich viele seiner Maßnahmen mit der älteren Humoraltherapie erklären (Ableiten und Ausscheiden von Krankheitsstoffen in Krisen; Prinzip der inneren ‚Reinigung'; Kälte als Gegenmittel zu ‚heißen' Erkrankungen, in den Körper eingebracht sogar durch kalte Einläufe (!); Heilkraft der Natur).

Wiederum eine Generation nach Prießnitz kam Sebastian Kneipp zur Wasserkur. Er stammte ebenfalls aus provinziellen Verhältnissen und kurierte wie dieser durch Wasser zunächst einmal sich selbst. Doch anders als Prießnitz lernte er die Kur zusätzlich aus einem Buch der ‚Wasserhähne' und durch einen Verein kennen. Als Pfarrer wurde er dann selbst schriftgewaltiger und populärer Autor in Sachen Wassertherapie; seine Bücher *Meine Wasserkur* und *So sollt ihr leben!* verbreiteten sich in vielen Auflagen und beeindrucken noch heute durch eine einfache, bildhafte Sprache und Vorstellungsweise: Wasser ist demnach geeignet,

> a) die Krankheitsstoffe im Blut aufzulösen, b) das Aufgelöste auszuscheiden, c) das so gereinigte Blut wieder in die richtige Zirkulation zu bringen, d) endlich den geschwächten Organismus zu stählen, d. h. zu neuer Tätigkeit zu kräftigen (Kneipp 1888, S. 9).

Aber zum Wasser als äußerlich angewandtem Hauptmittel gesellen sich bei Kneipp weitere Komponenten: die Anwendung von Kräutern und Bewegung, die Wirkung von Licht, Luft, Wärme und Kälte auf den Körper, eine ausgeglichene Lebensweise sowie Ernährung. Bei letzterer überrascht eine deutliche Orientierung am schulmedizinischen Wissen der 1860er-Jahre: Kneipp empfiehlt stickstoffreiche Nahrungsmittel, wobei er allerdings pflanzliche den tierischen Quellen vorzieht (Kneipp 1897, S. 56–85).

Als erfahrener Seelsorger und Prediger war es Kneipp offensichtlich gewohnt, direktive Anweisungen für ein breites Publikum zu geben; nicht umsonst lautet sein letzter Buchtitel *So sollt ihr leben!* Die vielen Imperative flankierte er dort mit geradezu prophetischen Verheißungen und Drohungen nach biblischem Vorbild (vgl. Hesekiel 20,19: „Nach meinen Geboten sollt ihr leben“):

> [D]er wird sich wohlfühlen und seine Gesundheit erhalten, der den gegebenen Winken folgt. Wer aber weder glauben [!] noch folgen will, dem wird die Strafe auch nicht ausbleiben (Kneipp 1897, S. 56).

Andererseits begrenzte er auch den paramedizinischen Paternalismus, indem er z. B. Landwirte an ihre Eigenverantwortung und Selbstkontrolle erinnerte:

> Lebe recht vernünftig; […] sei nicht frevelhaft gegen deinen Körper, indem du mehr von ihm verlangst, als er zu leisten vermag, oder mit anderen Worten: Handle nicht unvernünftig gegen dich selbst!

Kneipps gegenüber Prießnitz abgemilderte Wasserkur mit umfassender Diätetik war langfristig anscheinend für ein breites Publikum geeigneter und setzte sich in naturheilkundlichen Kreisen durch; sie war auch anschlussfähig an die vielschichtigen bürgerlichen Lebensreform-Strömungen um 1900.

Gesundheit ohne Bewegung?

Zeitlich parallel zum Aufkommen der Naturheilkunde wuchs in Europa auch das Interesse an körperlicher Bewegung; allerdings scheint der enge Bezug zur Gesundheit, wie er in der frühneuzeitlichen Diätetik wenigstens in der Theorie noch vorgesehen war, sich deutlich gelockert zu haben. In der Renaissance systematisierten humanistisch gebildete Ärzte wie Girolamo Mercuriale (*De arte gymnastica*, 1569) die antiken Quellen zu athletischem Training und Gymnastik. Doch Bewegung jenseits körperlicher Arbeit war in der Frühen Neuzeit, abgesehen beispielsweise von Fechttrainings an Ritterakademien, nicht institutionalisiert. Inwieweit entsprechende diätetische Empfehlungen für die persönlichen Gesundheitsvorsorge oder zur Therapie wirklich umgesetzt wurden, ist unklar; jedenfalls fielen sie in der überlieferten Fachprosa, vor allem im Vergleich zu den Ernährungshinweisen, in der Regel eher knapp aus. Allerdings waren Fettleibigkeit und Plethora (Blutfülle) als typische Probleme bei Sitzberufen bereits erkannt und wurden breit diskutiert (Kümmel 1989). Die sonstige Zurückhaltung gilt auch für die schon erwähnte *Makrobiotik* Hufelands, in der um 1800 nur sehr knapp auf den angeblich natürlichen Bewegungsdrang des Menschen hingewiesen wurde: Täglich solle mindestens eine Stunde im Freien (vor oder drei bis vier Stunden nach dem Essen) promeniert, geritten, getanzt oder mit gymnastischen Übungen verbracht werden, möglichst in Gesellschaft, damit „auch die Seele zugleich mit bewegt und erweckt wird" (Hufeland 1797, S. 560).

Allerdings regte sich gerade zu Hufelands Zeiten neues Interesse: Schon in der ersten Ausgabe der *Makrobiotik (Kunst das menschliche Leben zu verlängern)* findet sich ein lobender Hinweis auf die *Gymnastik für die Jugend* (1793) des Pädagogen Johann Christoph Guthsmuths, die rasch zu einem Klassiker für „körperliche Bildung" (Erziehung) und Leibesübungen wurde. Im Vorwort beklagt der Autor zwar seine fehlenden anatomischen und physiologischen Kenntnisse, die eigentlich zur Erörterung des Themas erforderlich wären, betont aber gleichzeitig die notwendige (aus seiner Sicht wohl wichtigere) pädagogische Erfahrung zur Umsetzung gymnastischen Wissens. Mit der *Gymnastik für die Jugend* wurde die Grundlage für Schulturnen und -sport unter dem Primat der Abhärtung gelegt, nicht ohne Hinweis auf die militärische Bedeutung körperlicher Ertüchtigung. Denn zeitgleich hielten die Französische Revolution und die Koalitionskriege (und kurze Zeit später auch Napoleons Eroberungen und die Befreiungskriege) Europa in Atem. Noch während der letzteren begründete Friedrich Ludwig Jahn die anfangs nationalistische Turnbewegung. Dort dienten Leibesübungen nach dem Vorbild von Guthsmuths in erster Linie der paramilitärischen Ausbildung für den Widerstand gegen die Napoleonische Besatzung und gleichzeitig der nationalen (gesamtdeutschen!) Willensbildung. Pädagogische und nationalpolitische Ziele der Turnvereine, also das Turnen als nützliche Gesellschafts- und Gemeinschaftsleistung ersetzten zumindest zu Beginn des 19. Jahrhunderts nahezu komplett das ursprünglich medizinisch-hygienische Anliegen; die Bewegung als Teil der Diätetik wurde gewissermaßen de-medikalisiert.

Bewegung quasi ohne medizinischen Überbau – das galt im Übrigen auch für den Sport, der England seit dem 18. Jahrhundert begeisterte; bei dieser Freizeitbeschäftigung standen zunächst Vergnügen, Nervenkitzel und Wettlust, später dann regelbasierter Wettkampf mit Fairplay im Mittelpunkt – Erhaltung oder Wiedergewinnung der Gesundheit spielen in den Berichten darüber keine Rolle.

Während also die großen Bewegungen für Turnen und Sport zu Beginn der Moderne kaum Berührungspunkte zu Gesundheit und Medizin hatten, gab es einzelne Persönlichkeiten im 19. Jahrhundert, die solche Anknüpfungspunkte durchaus herausstellten und damit zu Pionieren der modernen Bewegungstherapie wurden. Dazu zählt in Deutschland insbesondere der Arzt Moritz Schreber, der aufgrund seiner Anwendung von Zwang bei Kindern schon zu Lebzeiten durchaus umstritten war. Interessanterweise untersuchte Schreber zunächst (1842) die von ihm so genannte „Kaltwasser-Heilmethode“ (d. h. verschiedene Formen der Wasserkur), die er als Vertreter einer „geläuterten Humoralpathologie“ und „Naturheilkraft“ grundsätzlich befürwortete. Ein Jahr später setzte er sich dann auch mit dem Turnen aus medizinischer Sicht auseinander und sprach sich in einer Art Denkschrift für die Sächsische Ständeversammlung klar dafür aus: Ausgehend von der Muskelphysiologie beschrieb der zukünftige Leiter der Leipziger Orthopädischen Heilanstalt den direkten und indirekten Nutzen von Bewegung für praktisch alle Körperorgane; damit sei präventiv – „durch den regeren Blutumlauf und Stoffwechsel“ – eine „frische, reine, gesunde

Säftemischung einzuleiten und zu unterhalten“ (Schreber 1843, S. 10–11) und auch das „Nerven- und Seelenleben“ positiv zu beeinflussen. Dagegen leide durch ungenügende Muskeltätigkeit der gesamte Körper und entwickle Krankheiten. Schreber betonte ferner, dass man durch Turnen Körperkraft gewinnen könne, außerdem Ausdauer, Gewandtheit und Gelenkigkeit, Selbstvertrauen, Entschlossenheit und Tatkraft, Geistesgegenwart und schlussendlich (wie bei Guthsmuths) Abhärtung. Turnen sei auch geeignet, Krankheiten nicht nur zu verhüten, sondern auch wieder zu heilen, etwa eine (noch nicht zu weit fortgeschrittene) Lungenschwindsucht, Skrofulose (im Sinne einer Neigung zu chronisch rezidierenden Infekten), Trägheit der Unterleibsorgane, Hypochondrie, Hysterie, Bleichsucht (Anämie), Fettleibigkeit und Verkrümmungen des Bewegungsapparates. Schreber forderte – wenig überraschend – eine ärztliche Überwachung des Turnwesens und insbesondere die ärztliche Einteilung der Turnenden in drei Leistungsklassen, wobei Frauen nur für die leichteste Klasse zugelassen würden. Ideal sei ganzjährig eine Übungszeit von einer Stunde täglich viermal die Woche; aber auch deutlich weniger würde bereits helfen (die aktuellen Empfehlungen der WHO sind nicht weit von diesen Forderungen entfernt; vgl. Abschn. 1.1).

Schreber empfahl den staatlichen Organen in Sachsen, den Turnunterricht nach dem Vorbild des benachbarten Preußens weiter zu fördern, ihn an Schulen einzuführen und öffentliche Turnplätze einzurichten. Gleichwohl scheint ihm nach einiger Zeit deutlich geworden zu sein, dass das gemeinschaftliche, institutionalisierte Turnen mit Geräten im Außenbereich nicht alle gleichermaßen ansprechen konnte. Deshalb veröffentlichte er 1855 einen zukünftigen Bestseller (210.000 Exemplare in 33 Auflagen allein bis 1913) mit dem barocken Titel

> Aerztliche Zimmer-Gymnastik oder Darstellung und Anwendung der unmittelbaren – d. h. ohne Geräth und Beistand, mithin stets und überall ausführbaren – heilgymnastischen Bewegungen für jedes Alter und Geschlecht und für die verschiedenen speciellen Gebrauchszwecke als ein einfach natürliches System entworfen […]

Schreber betonte in seiner Einleitung das zeitgenössische Problem der Bewegungsarmut (insbesondere bei Büroarbeitenden); auch stundenlanges „methodisches Gehen" allein reiche als Kompensation nicht aus; es sei zu einseitig. Das Buch leitete als einer der ersten praktischen Bewegungsratgeber zur gezielten Stärkung der Brust-, Bauch- und Rückenmuskulatur mit häuslichen Übungen an, nicht zuletzt um die Tätigkeit der Lungen und anderer innerer Organe zu verbessern – denn das übergeordnete Ziel war für den Autor auch hier die Gesundheit des ganzen Menschen einschließlich seiner „Seele". Wesentlich für den erstaunlichen Erfolg des kurz gefassten Werks mögen neben dem Selbstgebrauch auch die konkrete Beschreibung von 45 einfachen Übungen gewesen sein, deren Text mit je einer leicht verständlichen Abbildung visuell unterstützt wurde (vgl. Abb. 3.3); nur bei wenigen Übungen war ein Stab als Hilfsinstrument notwendig. Schreber verwandte für seine medizinische Bewegungslehre den Begriff „Heilgymnastik" und grenzte ihn damit offensichtlich von anderen Formen der Gymnastik wie dem Turnen ab, die eben nicht in erster Linie präventiven oder therapeutischen Zielen dienten. Einige seiner Bezeichnungen für die Übungen (etwa Armkreisen oder Rumpfbeugen seitwärts) finden sich noch auf Tafeln der Trimm-dich-Pfade der 1970er Jahre; erst vor kurzem ist eine Neuausgabe unter dem Titel *Bleib beweglich und fit ohne Geräte! Leichte Zimmergymnastik für jedes Alter* (2019) erschienen.

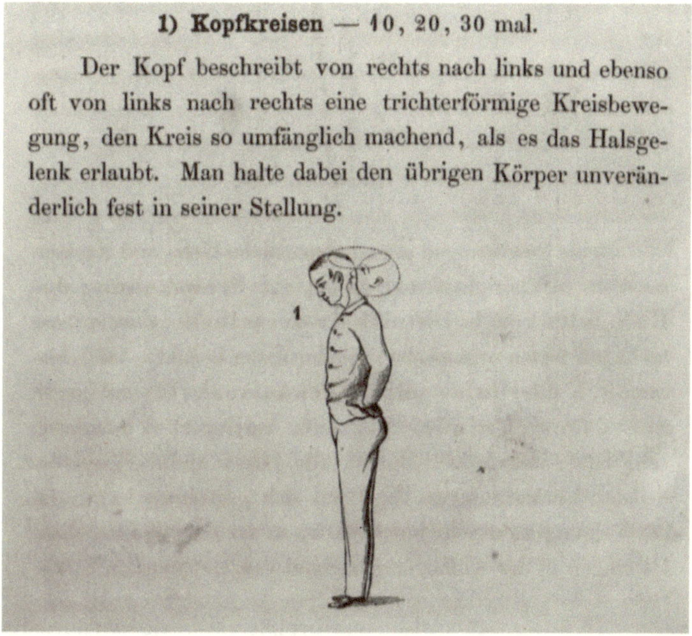

1) Kopfkreisen — 10, 20, 30 mal.

Der Kopf beschreibt von rechts nach links und ebenso oft von links nach rechts eine trichterförmige Kreisbewegung, den Kreis so umfänglich machend, als es das Halsgelenk erlaubt. Man halte dabei den übrigen Körper unveränderlich fest in seiner Stellung.

Abb. 3.3. Beispiel für heilgymnastische Übungen aus der *Aerztlichen Zimmer-Gymnastik* (Schreber 1855, S. 29)

Trotz des Langzeit-Erfolges seiner *Zimmer-Gymnastik* ist Schreber heute (wenn überhaupt) wegen der nach ihm benannten Schrebergärten bekannt, was allerdings auf eine Initiative seines Schwiegersohnes nach dem Tod des Orthopäden zurückgeht: Er eröffnete 1865 einen Schreberplatz als Spielgelände. Doch auch diese Gärten haben indirekt mit Schrebers Eintreten für Gymnastik zu tun: Schreber wollte Familien und insbesondere seine orthopädische Hauptklientel, die Kinder, zu regelmäßiger Bewegung motivieren, und dies eben nicht nur im Zimmer, sondern möglichst doch im Grünen.

Der Orthopäde Schreber war keineswegs der erste, der den deutschen Begriff Heilgymnastik (frz.: *Gymnastique médicale* [Charles Londe 1821]; heute am ehesten: Bewegungstherapie oder Physiotherapie) verwandte. Bereits 1813 gründete der Dichter und Fechtmeister Pehr Henrik Ling das Gymnastische Zentralinstitut in Stockholm; in dem postum veröffentlichten *Gymnastikens allmänna grunder* (Uppsala 1840) beschrieb er neben einer pädagogischen, militärischen und ästhetischen auch eine medizinische Gymnastik (von Ling auch „Krankengymnastik" genannt; vgl. Schöler 2005, S. 45). Wirklich neu gegenüber bisherigen Gymnastik- oder Turnübungen waren „die von Ling als aktiv-passive Bewegungen bezeichneten Übungen gegen (menschlichen) Widerstand" (ebd., S. 46): Die „Gymnasten" (Trainer) sollten in Einzelbetreuung bestimmte Bewegungen anleiten und durch Gegendruck zugleich erschweren. Diese Übungen setzten allerdings einen hohen und nicht standardisierbaren Einsatz der Therapeuten und Therapeutinnen voraus. „Fehlte [ihnen] die Kompetenz, wurden sie müde, verloren sie an Motivation, litt die Qualität des Trainings" (Hansson 2023, S. 50). Deshalb machte sich eine Generation später (ab 1864) der schwedische Arzt Gustav Zander daran, die menschlichen Trainingspartner durch Maschinen zu ersetzen. Doch dies geschah zunehmend nicht nur zu Rehabilitationszwecken nach Unfällen, Kriegsverletzungen oder schweren Krankheiten: In vielen der neu gegründeten mechanisch-medizinischen Zander-Instituten (sogar auf dem Ozeandampfer *Titanic*) wurden oft Dutzende der modischen Apparate aufgestellt, um den Körper durch „Zandern" in Eigenregie zu trainieren: nicht nur bei orthopädischen Leiden, sondern auch bei „Übergewicht, Nervosität, Symptomen im Verdauungstrakt, Neuralgien sowie Herz-, Gefäß- und Gelenkerkrankungen" (Patrik Haglund 1916, zitiert nach Hansson 2023, S. 55–56). Nach dem Tod von Zander (1920) verloren die teuren Geräte in wirtschaftlich schwierigen

Zeiten an Zuspruch; ein Comeback erleben sie allerdings seit den 1970er Jahren in modernen Sportstudios: als Fitnessgeräte, die sich in ihrer biomechanischen Funktion kaum von denen Zanders unterscheiden, die aber nur bei einem Teil ihrer Nutzer medizinischen Zwecken im engeren Sinne dienen. Entsprechend muss ihr Gebrauch in der Regel privat finanziert werden.

Neben dieser Individualisierung und Technisierung, die einen Teil der „schwedischen Gymnastik" wieder in Richtung eigenverantworteter Fitness und selbst organisierten Sports lenkte, gab es im 20. Jahrhundert noch eine andere Entwicklung: die ärztlich verordnete und kontrollierte, durch Krankenversicherungen wenigstens teilweise finanzierte und durch ausgebildete Therapeuten vermittelte Krankengymnastik (seit 1994: Physiotherapie). Sie wurde in Deutschland zu einem eigenen Gesundheitsfachberuf mit staatlich genehmigten Lehranstalten (seit 1901), Berufsverbänden und Fachzeitschriften, der in vielen Ländern mittlerweile sogar akademisiert wurde (in Deutschland in geringem Umfang und erst seit 2010). Das bietet den Vorteil, dass durch die direkte Anleitung der Patientinnen und Patienten ihre Körperübungen unmittelbar kontrolliert und verbessert werden können. Die Kehrseite dieses direktiven Trainings ist (genauso wie im Sporttraining) die Gefahr eines wohlwollenden Paternalismus: Physiotherapeuten müssen (genauso wie Logopäden, Ergotherapeuten und andere Gesundheitsfachberufe) deutliche Ansagen machen und sind gleichzeitig auf freiwillige Akzeptanz und die aktive Mitarbeit ihrer Klientel angewiesen. Dabei sind gerade angesichts der Vulnerabilität von Patientinnen und Patienten Grenzüberschreitungen durchaus möglich. Inzwischen werden deshalb Modelle einer partizipativen Entscheidungsfindung auch in der Physiotherapie diskutiert (Topp et al 2017).

Ernährung abseits der Medizin: Vegetari(ani)smus

Wie bei der Gymnastik, Wasserkur oder Homöopathie boomte auch die Diskussion um vegetarisches Essen nach vormodernen Vorläufern erst im frühen 19. Jahrhundert und wurde überwiegend von medizinischen Laien getragen. Das Interesse an Ernährung bestand ja durchaus auch innerhalb der naturwissenschaftlich geprägten Medizin; es richtete sich aber vorwiegend auf die chemische Analyse von Nahrungsbestandteilen sowie deren physiologische und auch volkswirtschaftliche Bedeutung. Die entsprechenden Forschungen von Liebig, Voit, König und vielen anderen (s. o. Abschn. 3.1) führten zu einer deutlichen Veränderung der nationalen Ernährungsgewohnheiten und insbesondere zu einer wachsenden Wertschätzung von proteinreicher Kost. Häufig stand dabei der Fleischkonsum im Mittelpunkt und pflanzliches Eiweiß eher in dessen Schatten.

Vegetarische Ernährung war in Deutschland bis etwa 1830 in unteren Bevölkerungsschichten zumindest abseits der Festtage normal und oft eintönig (Briesen 2010, S. 37–40). Sie grenzte Arme von Begüterten ab; Fleischkonsum galt daher weitgehend unhinterfragt als Ausdruck von Wohlstand. Abgesehen von ökonomischen Gründen waren in Europa vor allem noch die religiös begründeten Fastenzeiten Ursache für eine zeitweise Fleischkarenz (oft nur auf den Verzehr von Landtieren bezogen); radikalen Verzicht lehrten lediglich religiöse Randgruppen wie etwa die Katharer im Hochmittelalter oder Gemeinschaften, die seit dem frühen 18. Jahrhundert in die späteren USA auswanderten. Dabei gab es durchaus auch philosophische Impulse aus der Antike für vegetarische Ernährung (Pythagoras, Plutarch; vgl. Teuteberg 1994, S. 37–38, 43).

In der Frühen Neuzeit hinterfragten einzelne Theologen, Philosophen und Naturforscher aus ethisch-moralischen

Überlegungen heraus den Fleischkonsum. Doch die meisten Ärzte appellierten lediglich bei akuten Krankheitskrisen, auf schwer verdauliche Nahrung, insbesondere Fleisch zu verzichten. Erst der englische Philologe, Botaniker und Zoologe John Ray scheint um 1700 – en passant – die anatomisch-physiologische Hypothese aufgestellt zu haben, dass „Hände, Gebiss und Verdauungstrakt des Menschen für den Fleischverzehr eigentlich ungeeignet seien“ (ebd., S. 40) – ein Argument, über das dann im 19. Jahrhundert heftig gestritten wurde.

Einer der ersten Ärzte, die sich ausführlicher mit vegetarischer (damals ‚pythagoräisch‘ genannter) Ernährung auseinandersetzte, war Antonio Cocchi (1743); seine Studie wurde rasch ins Englische (1745) und Französische (1750, 1762) übersetzt und erreichte auf diesem Weg auch Jean-Jacques Rousseau. Der für seine Idealisierung der Natur berühmte Franzose erwähnte Cocchi in seinem reformpädagogischen Roman *Émile* (1762) und übertrug Cocchis vegetarisches Ideal auf die Ernährung von Säuglingen (!) und deren Ammen. Auf diese Weise wandelte sich fleischlose Ernährung vom Arme-Leute-Essen oder von einer Fasten-Speise zu einer ernsthaften Alternative, die zunächst unter Gelehrten diskutiert wurde. Die Debatte fand auch in Hufelands *Makrobiotik* (1797, S. 605–607) ihren Niederschlag, wo Pflanzenkost wegen ihrer Säurebildung und geringen Neigung zur Fäulnis den meisten Menschen empfohlen wird. Konsequent umgesetzt wurde eine vegetarische Lebensweise aber zunächst nur in kleinen englischen Vereinen (z. B. in London 1801). In den USA warben etwa ab 1830 einzelne charismatische Persönlichkeiten (etwa der Erfinder des Graham-Vollkornbrotes William S. Graham und der Arzt William A. Alcott) mit Vorträgen und Publikationen für eine Reform der Ernährung.

Auch in Deutschland nahm die Umsetzung der internationalen Debatte auf lokaler Ebene etwa ab 1830 Fahrt auf. Auf verschiedenen Wegen rezipierten insbesondere Vertreter der Naturheilkunde den „Vegetarianismus“: direkt von Rousseau, aber auch über englische und US-amerikanische Schriften. Einer der Wegbereiter war der badische Anwalt und Publizist Gustav von Struve: Bereits 1833, also vor seinem zeitweiligen Exil in den USA, schrieb er einen Unterhaltungsroman über die indisch-brahmanische Sittenlehre, gründete mehr als 30 Jahre später dann einen Vegetarierverein in Stuttgart und verfasste eine programmatische Schrift *Pflanzenkost – die Grundlage einer neuen Weltanschauung* (1869). Fast zeitgleich wandte sich der freireligiöse Pfarrer Eduard Baltzer einem vegetarischen Lebensstil zu und gründete in Nordhausen/Thüringen ebenfalls einen *Verein der Lichtfreunde* (1867), der später in *Verein für naturgemäße Lebensweise (Vegetarianer)* umbenannt wurde. Baltzers mehrbändiges Hauptwerk *Die natürliche Lebensweise* (1867–72) begann mit einer Monographie *Der Weg zu Gesundheit und sozialem Heil* (1867). Schon diese verschiedenen Titel und Benennungen machen deutlich, dass es vielen frühen „Vegetarianern“ nicht allein um eine Ernährungsumstellung aus medizinischen oder tierethischen Erwägungen ging – auch wenn sie selbst häufig eigene chronische Krankheiten als Anstoß für die Umstellung ihrer Ernährung angaben und vermuteten, dass die Verdauung von Fleisch unter anderem Fieber erzeugen könnte. Vielmehr suchten etliche darüber hinaus ein umfassendes Programm, das auch Antwort auf soziale Fragen der Zeit geben und wie eine Weltanschauung oder gar Ersatzreligion die Vereinsmitglieder umfassend prägen sollte.

Eduard Baltzer bemühte sich gleichwohl auch um medizinische Anerkennung und versuchte sogar einen öffentlichen Dialog mit dem Pathologen Rudolf Virchow. Dessen publizierter Vortrag *Ueber Nahrungs- und Genußmittel* (1868; s. o. Abschn. 3.1) hatte viel Aufmerksamkeit erregt. Virchow erwähnte darin sogar in einer Fußnote Baltzers Schrift und erwies dem Ethos der Vegetarianer seine Reverenz. Aber er leugnete in einer ausführlichen Passage seines Vortrags aufgrund verschiedener Befunde, dass der Mensch aufgrund seines Gebisses oder seines Magens ‚von Natur aus' Vegetarier sei; auch seien Früchte aufgrund von Gärungsvorgängen nicht bekömmlicher als das schnell faulende Fleisch, wie immer wieder behauptet werde. Kulturhistorisch sei Pflanzennahrung vielmehr einer späteren, d. h. eher fortschrittlicheren Entwicklung der Menschheit zuzuordnen. Menschen könnten sich aber sowohl ausschließlich von Fleisch als auch ausschließlich von Pflanzen ernähren. Kulturell seien allerdings die höchsten Leistungen von Völkern ausgegangen, die sich gemischt ernährt hätten.

Der ehemalige Pfarrer Baltzer versuchte daraufhin im gleichen Jahr 1868, den berühmten Virchow mit neun abgedruckten Briefen in eine Debatte über viele Details des Vegetarismus zu verwickeln, aber anscheinend ohne Erfolg: Der Pathologe und Politiker war zwar an öffentlicher Gesundheitspflege durchaus interessiert, aber sein literarischer Ausflug in die Abgründe und Untiefen der Ernährung, über die er sich lediglich belesen, aber nicht geforscht hatte, blieb eine Ausnahme. Und auch die verschiedenen Gruppen der „Vegetarianer" in deutschen Städten blieben – etwa im Vergleich zu den Kneipp- oder Prießnitz-Vereinen – klein (1912 reichsweit insgesamt rund 5000 Mitglieder) und waren häufig zerstritten. Gleichwohl entwickelte sich vegetarische Ernährung zu einem wichtigen, wenn auch nicht obligaten Nebengleis von Naturheilkunde und Reformbewegung um 1900. Neben zeitweiser Fleischabstinenz stand auch der Verzicht auf die Reiz- und Genussmittel Alkohol,

Kaffee und Tee sowie auf raffinierte Lebensmittel (Weißmehl, -zucker) auf der zeitgenössischen Agenda.

Eine Variante des „Vegetarianismus“ fokussierte seit Mitte des 19. Jahrhunderts ganz auf den Genuss von Rohkost. Beispielsweise favorisierte der in die USA emigrierte Fotograf Gustav Schlickeysen (1843–93) eine Ernährung ausschließlich mit reifem „Obst und Brod“ sowie Nüssen und bezeichnete dies als „Sonnenlichtnahrung“ und „wissenschaftliche Diätetik“. Denn er meinte insbesondere aus Darwins biologischer Evolutionslehre (*The Descent of Man,* 1871) die frugivore Ernährung der Menschen von ihren Vorfahren, den Affen herleiten zu können.

Ebenfalls modernste zeitgenössische Naturwissenschaft rezipierte der Schweizer Arzt Max Bircher-Benner, indem er um 1900 Diätetik mit Quantenphysik verschränkte: Analog zu Schlickeysen vermutete er insbesondere im Obst gespeicherte Sonnenenergie („Lichtquanten“). Deshalb sah er Früchte als wertvollste Nahrung an („Akkumulatoren erster Ordnung“) – im Gegensatz zur zeitgenössischen Ernährungswissenschaft, die Lebensmittel vor allem nach dem Gehalt von Proteinen, Fett und Kohlenhydraten sowie kalorischen Gesichtspunkten bewertete und Obst deshalb (vor Entdeckung der Vitamine) vernachlässigte. Bircher-Benner setzte bei seinen Patienten Rohkost zunächst zur Heilung von schweren Krankheiten ein. Das später nach ihm benannte Müesli (eine „Apfeldiätspeise“ aus geriebenen Äpfeln mit eingeweichten Haferflocken, Kondensmilch, Zitronensaft und ggfs. geriebenen Haselnüssen) war aber in den von ihm geleiteten Privat-Sanatorien für gut zahlende Kurgäste auch Teil der Ernährungstherapie, neben Hydrotherapie und „Schwedischer Gymnastik“ (s. o.). Bircher-Benner wandte außerdem Psycho- sowie „Ordnungstherapie“ an, denn „Unordnung ist die Grundursache aller Krankheit“ (Kollenbach 1974, S. 167). Darin eingeschlossen waren für ihn alle Beziehungen zur unbelebten Umwelt: Luft, Licht, Wärme, Kälte, Wasser, Schwerkraft, Arbeit und Ruhe, Schlaf sowie kosmische Periodizitäten (Wechsel von Tag und Nacht und der Jahreszeiten), außerdem Beziehungen zur Tier- und Pflanzenwelt (= Nahrung), zu den Mitmenschen und zu Gott.

Zumindest in der Anfangszeit herrschte deshalb in Bircher-Benners Sanatorium „Lebendige Kraft" auf dem Zürichberg ein striktes Regime, vom frühmorgendlichen Aufstehen und Spazierengehen um sechs Uhr vor dem Frühstück über diverse Anwendungen und Gartenarbeit bis zum frühen Abschalten des elektrischen Lichts abends um neun Uhr. Der dort wegen Verdauungsbeschwerden kurende Thomas Mann beschrieb 1909 diese Ordnung gegenüber seinem Bruder Heinrich als „hygienisches Zuchthaus":

> Das ist hart, zu Anfang und während der ersten fünf Tage stand ich beständig mit trotzigen Entschlüssen ringend vor meinem Koffer (zitiert nach Wolff 2010, S. 29).

Trotzdem ließen sich viele bekannte Gäste auf solche paternalistisch geführten Einrichtungen, die sich von der Freizügigkeit gewöhnlicher Kurbäder deutlich unterschieden, für eine begrenzte Zeit ein. Einige veränderten tatsächlich dauerhaft ihren Lebensstil, kamen dankbar immer wieder, andere dagegen aus Neugierde nur einmal, selbst wenn die Sanatorien sich anpassten und allmählich auch Komfort boten: Die ursprünglich als Aussteiger-Kolonie gegründete vegetarische Naturheilanstalt auf dem Monte Verità bei Ascona am Lago Maggiore (vgl. Abb. 3.4) warb beispielsweise schon früh mit „Glashallen für Sonnenbäder" im Winter.

Im Spannungsfeld zwischen freiwilliger Zustimmung und geforderter Unterordnung stand jedoch besonders die Ordnungstherapie Bircher-Benners, weil sie mit ärztlicher Autorität, womöglich „Herrscherwillen" (Kollenbach 1974,

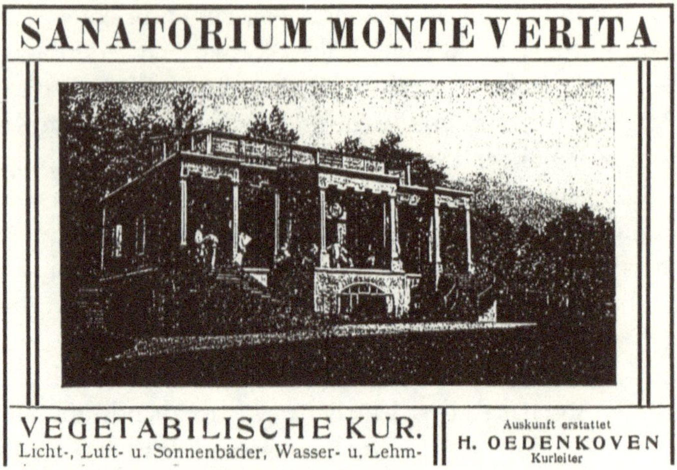

Abb. 3.4 Werbeanzeige für das Sanatorium Monte Verità. (Foto: Fondazione Monte Verità, Fondo Harald Szeemann)

S. 38) auch jenseits von Ernährungsregeln weitreichend in die Lebensführung eingriff. Seine seit 1923 herausgegebene Zeitschrift führte dementsprechend den programmatischen Titel *Der Wendepunkt im Leben und im Leiden* und griff damit erneut die universellen Heilsversprechen der naturheilkundlichen und vegetarischen Bewegungen auf. In modifizierter Form sind sie bis heute lebendig.

Lebensregel in der NS-Diktatur

Nicht nur sein Sohn Ralph, sondern auch der alternde Max Bircher-Benner selbst hatte eine gewisse Affinität zur faschistischen Gesundheitspolitik; insbesondere verehrte er Mussolini als „Gesundheitsführer" und äußerte Zustimmung zum nationalsozialistischen Verständnis des Arztes als eines „Führer[s] der Bevölkerung zur Gesundheit" (Melzer 2003, S. 137). Vonseiten des NS-Regimes wurde ihm 1934 die Leitung einer Abteilung der Klinik für Naturheilkunde in Dresden angeboten, die er zunächst „freudig“ annahm, dann aber aus Altersgründen ablehnte. Im Rahmen seiner Ernährungstherapie bezeichnete er 1928 (vermutlich analog zum neuen Begriff „Vollkorn“) eine Nahrung aus ganzen Früchten als „voll*wertig*“; hingegen entstehe u. a. durch „verkehrte“ Nahrung „Minder*wertig*keit“ unter den Menschen (ebd., S. 13, 136): Der Begriff Vollwertkost war also zunächst in ein sozialdarwinistisches und rassenhygienisches Umfeld eingebettet, das Menschen nach ihrem biologischen ‚Wert‘ einstufte.

Die Förderung von alternativmedizinischen und naturheilkundlichen Ansätzen durch den Nationalsozialismus ist inzwischen recht bekannt; sie geschah unter anderem im Rahmen einer sogenannten „Neuen Deutschen Heilkunde“. Die Gesundheitspolitik erstreckte sich auch auf die Früherkennung von Krankheiten (z. B. durch Röntgenreihenuntersuchungen) und auf Präventionskampagnen, etwa gegen den Alkohol- und Tabakkonsum. Heute weniger bekannt ist der Versuch des totalitären Regimes, auch die landwirtschaftliche und industrielle Produktion von Nahrungsmitteln sowie die quantitative und qualitative Ernährung der Bevölkerung politisch zentral zu steuern. Dabei kamen unter Umständen neueste Erkenntnisse der Ernährungswissenschaft (etwa der Vitaminforschung) zum Tragen, aber auch Vorstellungen unterschiedlicher Reformbewegungen. Oberstes Ziel der „Erzeugungsschlacht“ war jedoch die volkswirtschaftliche Autarkie, um Devisenverlusten und möglichen Lebensmittel-Blockaden ausländischer Mächte im Kriegsfall vorzubeugen. Sofern bestimmte alternative Ernährungsregeln diesem Ziel Vorschub leisteten, konnten sie dabei umgesetzt werden. Beispielsweise wurde Brotgetreide seit 1938 „höher“, d. h. in Richtung Vollkornmehl ausgemahlen, wodurch die Versorgung der Großstadtbevölkerung mit Vitamin B1 verbessert, aber insbesondere auch rein quantitativ der Mehlertrag verbessert werden konnte. Gleichzeitig sollten Schweinemast und Produktion von Futter- anstelle von Brotgetreide zurückgefahren werden – doch nicht aus vegetarischen oder tierethischen Erwägungen, sondern in erster Linie, weil eine kostengünstige und für alle ausreichende Ernährung eher mit Kohlenhydraten als mit tierischen Proteinen möglich schien. Einseitige Kost, „gleich ob es Fleischkost, Rohkost oder vegetarische Kost ist", wurde hingegen schon 1935 von der „Reichsarbeitsgemeinschaft für Volksernährung" abgelehnt (Melzer 2003, S. 159, 164, 170). Unter Kriegsbedingungen verkündete die Deutsche Arbeitsfront 1940, dass das „Überwiegen von Fleisch und Fett zuungunsten von Kartoffeln, Brot (vor allem Vollkornbrot!) sowie Obst und Gemüse" falsch, weil „unnatürlich und ungesund" sei. Den „tatsächlichen" täglichen Eiweißbedarf bezifferte sie mit nur noch 1 g/kg Körpergewicht, den Fettbedarf ähnlich hoch (ebd., S. 172); von Voit (s. o. Abschn. 3.1) war 1876 noch ein durchschnittlicher Eiweißbedarf von 118 g/Tag angesetzt worden.

Interessant ist nun, dass mit Werner Kollath ein Arzt, der seit etwa 1930 zunächst tierexperimentell zu den Grundlagen von Vitaminmangel-Krankheiten forschte und sie in Beziehung zu chemischen Redoxsystemen setzte, auf die Ernährungslehre Bircher-Benners aufmerksam wurde. Als nationalsozialistisch überzeugter Hochschullehrer für Hygiene bejahte Kollath ihre praktische Bedeutung für die „völkische Entwicklung". Nur durch vollwertige Ernährung könnten hochwertige Menschen entstehen, während „einseitige Ernährung zu einseitiger Ausbildung des Genotypus, also zu Phänotypen minderwertiger Form führen kann" (Kollath 1937, zitiert nach Melzer 2003, S. 244–45). Kollath modifizierte in der Folge Bircher-Benners einfache Aufteilung von Nahrungsmitteln in Akkumulatoren erster, zweiter und dritter Ordnung (entsprechend ihrer angeblichen Fähigkeit, Sonnenlicht zu speichern) in eine komplexe *Ordnung der Nahrung* (Buchtitel von 1942) mit je sechs Rang- und Wertordnungen, sodass er insgesamt 33 Gruppen von „Lebens-" und „Nahrungsmitteln" unterschied. Erstere repräsentierten vollwertige, „lebende Nahrung", weil sie nicht oder nur mechanisch oder fermentativ verändert seien, letztere nur teilwertige, „tote Nahrung" als Folge von Erhitzung, Konservierung oder Präparation. Kollath vermutete, dass durch diese Verfahren die von ihm postulierten „Auxone" (Wuchsstoffe) zerstört würden. Er forderte deshalb, dass neben der Nahrungsenergie („Kalorienwert") auch ein „Frischwert" bei der Beurteilung von Nährwert Berücksichtigung finden müsse. Generell solle gelten: „Lasst unsere Nahrung so natürlich wie möglich" (zitiert nach Melzer 2003, S. 253) – ein Slogan, der perfekt zu heutigen Werbestrategien für Lebensmittelprodukte passen würde. Damit verallgemeinerte der Arzt lediglich, was die Anhänger von Rohkost seit Jahrzehnten herausstellten; allerdings vermied er zu einseitige Empfehlungen.

Seit den 1950er-Jahren wurde allerdings bekannt, dass Kollath seine spekulative *Ordnung der Nahrung* unter Annahme falscher Voraussetzungen entwickelt hatte: Zwar gibt es durchaus hitzelabile Vitamine, aber keine Auxone; die entsprechenden Tierversuche waren für einen Nachweis ungeeignet. Kollaths Schwenk vom Grundlagenforscher zum selbsternannten Vollwertexperten machte auch vor Kritik an der eigenen Profession nicht halt: Seine plakative Forderung „Der Arzt muss auch kochen können" (Melzer 2003, S. 247 f.) zielte auf mangelnde Unterrichtung von Ärzten und Studierenden. Dieses Defizit nahm 35 Jahre später auch der Medizinhistoriker Eulner aufs Korn (s. Beginn dieses Kapitels) und es gilt weitestgehend auch noch heute.

Der kursorische Blick auf die Geschichte von Ernährung und Bewegung seit dem späten 18. Jahrhundert konnte in diesem Kapitel nur anhand einiger prägnanter Beispiele und Persönlichkeiten vorgenommen werden. Er verdeutlicht, wie die ursprüngliche Vielfalt der Diätetik durch Naturwissenschaften und wissenschaftliche Medizin auf wenige Themen eingeengt wurde. Das breite Spektrum spekulativer Ernährungs- und Bewegungsregeln, das ursprünglich in den umfassenden Komplex gesunden Lebens entsprechend den *res non naturales* eingebettet war, reduzierte sich in relativ kurzer Zeit auf wenige überwiegend quantitative Angaben, etwa zu notwendigen Nahrungsbestandteilen oder zu standardisierten Turnübungen. Ergänzend zu dieser Verwissenschaftlichung, oft aber auch konträr dazu entwickelten sich alternative Heilmethoden vor allem im Bereich der individuellen Heilgymnastik, der Homöopathie, der Natur- und Wasserheilkunde und des „Vegetarianismus", die oft in Kombination die Bedürfnisse des Bürgertums nach Heilung und (Lebensstil-)Änderung angesichts chronischer Leiden und Erschöpfung im sich industrialisierenden modernen Europa erfüllten. Interessant ist dabei die Verbindung von individuellem Verhalten und sozialer, teilweise freireligiöser Utopie: Nicht nur der oder die einzelne, sondern möglichst gleich die ganze Gesellschaft sollte durch die vorgeschlagene Korrektur genesen.

Im zeithistorischen Kontext von militaristischen und autoritären Gesellschaften ist es nicht überraschend, dass sich sowohl in der wissenschaftlichen Medizin als auch in den alternativen Diskursen Diktion und Auftreten der Berater und Therapeuten wandelten: Wo früher den gesellschaftlichen Eliten Empfehlungen für ein gutes Leben vorgeschlagen wurden, gab es nun klare, paternalistische Ansagen: „So [und nicht anders] sollt ihr leben!" Breite Schichten der rasch wachsenden Bevölkerung wurden – unterstützt durch einen ebenso wachsenden Buch- und Zeitschriftenmarkt und ein blühendes Vereinswesen – zu einem gesunden Leben kommandiert. Dabei standen sie in aller Regel unter der Führung von Experten – wissenschaftlich ausgebildeten genauso wie selbst ernannten, die in erster Linie die persönliche Erfahrung von Heilung oder Besserung als Beleg für die unterschiedlichen Maßnahmen ins Feld führten. Zwar wurde weiterhin zur Selbstverantwortung aufgefordert, aber die zu treffenden Maßnahmen waren oft rigide vorgeschrieben. Insbesondere bei der Notwendigkeit kollektiver Verpflegung und Ertüchtigung, also beim Militär, in Gefängnissen und Anstalten aller Art wurden genaue Vorgaben gemacht oder wenigstens angemahnt. Bemerkenswert ist der apodiktische Ton, mit dem die zum Teil konträren Auffassungen verbreitet wurden.

Die realen Möglichkeiten einer Selbstverantwortung waren allerdings durch die sich rapide ändernden Lebensumstände – zunehmend unselbständige Arbeit in Industrie- und Handwerksbetrieben, Büros und Läden ohne die früheren Möglichkeiten einer Selbstversorgung – deutlich eingeschränkt. Die breite Mehrheit war immer mehr auf industriell erzeugte und kommerziell vertriebene Lebensmittel angewiesen; deren Preise bestimmten wenigstens zum Teil Ernährungsweise und Lebensstil. Stark gesunkene Kosten für Fleischprodukte, Branntwein, Zucker oder andere ‚Kolonialwaren' führten zu deren wachsenden Konsum; gab es in Kriegszeiten oder etwa im totalitären NS-Staat vor allem Steckrüben oder Vollkornmehl, so mussten eben diese Lebensmittel verwendet werden. Solche externen Faktoren könnten die Lebensweise ebenso sehr – oder noch mehr – beeinflusst haben wie die häufigen paternalistischen Appelle.

4

Moralisierung und Lifestyle-Inszenierung

Gesundes Leben als persönliche Verantwortung und Bekenntnis

If fat is not an insidious creeping enemy,
I do not know what is.

William Banting

Warum wollen oder sollen wir eigentlich gesund sein? Die Relevanz dieser auf den ersten Blick unpassenden Frage wird deutlich, wenn wir zunächst das Gegenteil betrachten: Menschen, die krank sein wollen oder sich mental nicht von Krankheit lösen können. In den seltensten Fällen geschieht das bewusst, aber das zugrunde liegende Phänomen ist offensichtlich verbreitet. Schon Sigmund Freud vermutete in seiner Neurosenlehre einen psychischen Nutzen bestimmter Symptome. Entsprechend bezeichnen heutige Medizin psychologen und -soziologen Vorteile, die durch Krankheit oder Leiden entstehen können, als „Krankheitsgewinn" *(morbid gain)*. Unterschieden werden derzeit insbesondere

D. Schäfer, *Warum es uns so schwerfällt, gesund zu leben*,
https://doi.org/10.1007/978-3-662-73781-1_4

- ein primärer (innerer): Menschen werden durch eine Krankheit von anderen biologischen Problemen oder psychischen Konflikten entlastet, und
- ein sekundärer (äußerer) Krankheitsgewinn: Menschen erhalten durch Krankheit Zuwendung von ihrer Umgebung.

Allerdings gilt es zu betonen, dass bei weitem nicht jeder Krankheitsgewinn dazu führt, dass Menschen deshalb krank sein wollen. Aber Krankheitsgewinne tragen anscheinend zu chronischen Krankheitsverläufen maßgeblich bei – die Motivation gesund zu werden wird durch sie untergraben.

Interessanterweise spricht oder schreibt man deutlich weniger vom korrespondierenden „Gesundheitsgewinn" aufgrund ergriffener Maßnahmen; am ehesten wird *health gain* mit Methoden der Gesundheitsökonomie statistisch bestimmt und bezieht sich auf größere Gruppen, nicht auf Individuen. Damit ist jedoch die Eingangsfrage nicht umrissen geschweige denn geklärt: Warum oder wozu wollen oder sollen wir gesund sein? Denn dies ist in erster Linie nicht (nur) eine soziologische, sondern letztlich eine ethisch-moralphilosophische, vielleicht sogar religiöse Frage.

Auf den ersten Blick liegen die Vorteile von Gesundheit auf der Hand: Als fundamentales, also grundlegendes ‚Gut' *(bonum)* bildet sie unbestritten die Voraussetzung für viele andere Güter, etwa Arbeits- und Leistungsfähigkeit, gesellschaftliche Partizipation, soziale Anerkennung oder subjektive Zufriedenheit. Gesundheit wird deshalb im Volksmund immer noch gerne als höchstes oder wichtigstes Gut bezeichnet – was offensichtlich Menschen nicht davon abhält, implizit auch der Krankheit gewinnbringende Seiten abzugewinnen (s. o.). Vielleicht auch deswegen gab es in der Vormoderne einen mehr oder weniger breiten philosophischen Konsens, dass es eine moralische Pflicht sei, gesund zu sein, das heißt sich gesund zu erhalten oder auf Gesundheit hinzuarbeiten. Schon der Stoiker Zenon (um 300 v. Chr.) soll gelehrt haben, man müsse sich angemessen um Gesundheit und Sinnesorgane kümmern (Diogenes Laertios VII 108). Und am anderen Ende der Zeitskala schrieb der Dichter Friedrich Hebbel (und nicht Goethe, dem dieses Zitat häufig untergeschoben wird!) 1839 in seinen postum publizierten, zum Teil aphoristischen *Tagebüchern* (1966, S. 330, Nr. 1772): „Was ist Tugend? Ein schöner Name für das einfachste Ding: Gesundheit!"

Dieses Kapitel ist moralischen Implikationen der Gesundheitsdiskussion gewidmet, die natürlich auch schon im 19. Jahrhundert etwa bei den „Vegetarianern" intern eine bedeutende Rolle spielten, aber im Gesundheitsdiskurs seit den 1980er-Jahren und insbesondere in den Sozialen Medien (Endres 2025, S. 297–372) erneut in den Vordergrund rücken. Es unterscheidet sich vom vorangegangen nicht nur hinsichtlich der historischen Zeiträume (vorwiegend 1960 bis 2010); vielmehr haben die dargestellten Impulse für ein gesundes Leben auch einen anderen Ausgangspunkt: Liegt er beim paternalistischen „So sollst Du …!" weitgehend außerhalb des Individuums, so wird er beim moralisch aufgeladenen Wunsch nach Gesundheit nach innen gewendet (internalisiert). Zunächst soll anhand der Krankheiten Alkoholismus und Adipositas die Rolle von Moralisierung bei der Bekämpfung ungesunder Lebensführung in Geschichte und Gegenwart verdeutlicht werden (Abschn. 4.1). Dann werden aktuelle Trends zur Selbstkontrolle und -optimierung im Zeitalter des Healthismus analysiert (Abschn. 4.2), und schließlich entsprechende ‚Bekenntnisse' (Outings) zu einem gesunden Lebensstil exemplarisch vorgestellt (Abschn. 4.3).

4.1 Äußerer und innerer Kampf gegen ungesundes Leben: Kriminalisierung, Medikalisierung und Moralisierung

Neben klassischen Lebensmitteln, die der Ernährung dienen, nutzen Menschen kulturübergreifend seit Jahrtausenden Genussmittel, die vorwiegend wegen ihres Geschmacks und wegen stimulierender oder beruhigender Wirkungen konsumiert werden. Abgesehen von Gewürzen zählen in erster Linie Drogen wie Kaffee, Tee, Alkohol und Tabak zu diesen Substanzen. Vielen von ihnen wurde oder wird ein besonders positiver oder negativer Einfluss auf die Gesundheit zugeschrieben. Häufig galten Konsumdrogen bei ihrer Einführung zunächst als lebensrettende oder -verlängernde Heilmittel; die mittelalterliche Bezeichnung *aqua vitae* („Lebenswasser", Aquavit) für ‚gebrannte' (das heißt destillierte) alkoholische Getränke weist auf diese Zuschreibung hin. Insbesondere Opium war wirksamer Teil vieler Universalheilmittel, etwa des Theriaks. Zur diätetischen Hochschätzung trug wohl auch das sozioökonomische Prestige vieler Genussmittel hin: Als hochpreisige Luxus-, später auch ‚Kolonialwaren' konnten sie zunächst nur von Wohlhabenden in verhältnismäßig geringen Mengen konsumiert werden.

Dies galt allerdings nicht für vergorene Getränke, die verhältnismäßig einfach herzustellen waren. Kritik am (unmäßigen) Alkoholrausch findet sich gelegentlich bereits in der griechischen Antike. Doch die im arabischen Raum (weiter-)entwickelte Destillation verschärfte die Missbrauchsmöglichkeiten erheblich. Vor allem die kostengünstige Produktion und der Massenkonsum von Branntwein führten schon im frühneuzeitlichen Europa zu einem weitverbreiteten Drogenproblem (Stolleis 1982). Die

Obrigkeiten reagierten in der Regel mit (Luxus-)Verboten und teilweise auch mit einer Kriminalisierung der Trunkenheit. Die europäische Aufklärung tendierte zur rationalen Reflektion des Konsums und damit zu seiner Mäßigung. Der Mensch als aufgeklärtes, durch und durch vernünftig angesehenes Wesen sollte aus Sicht der damaligen Intellektuellen in der Lage sein, die bekannten Nachteile und Gefahren des fortgesetzten Trinkens zu erkennen. Wer dies nicht tue, führe seinen Ruin mit Absicht herbei und mache sich deshalb eines moralischen Vergehens schuldig (Kupfer 1996, S. 24). In diesem Sinne fügte der aufgeklärte Arzt Benjamin Rush seiner wirkungsmächtigen Schrift *An Inquiry into the Effects of Spirituous Liquors on the Human Body and the Mind* (Erstdruck 1786) ein „moralisches Thermometer" bei (Abb. 4.1). Wasser steht dort an der Spitze der zur Mäßigung empfohlenen Getränke und wird mit Gesundheit, Wohlstand, Gelassenheit, gesellschaftlichem Ansehen, Langlebigkeit und Glück verknüpft. Höher- und Hochprozentiges dagegen führt über Maßlosigkeit zu Lastern, Krankheiten und Strafen und schlimmstenfalls zum Galgen.

Doch ungeachtet dieser individuellen Moralisierung setzten die US-amerikanische und einzelne europäische Gesellschaften bei ihrem Kampf gegen Alkoholismus eher auf soziale Kontrolle und staatliche Reglementierung durch Mäßigkeitsvereine, Steuern und Abgabebeschränkungen (Sperrstunden!). Letztere führte zur Prohibition in einzelnen US-Bundesstaaten und schließlich (1920–1933) auch auf US-Bundesebene. Parallel zu dieser Kriminalisierung wurden aber auch Elemente einer Medikalisierung immer deutlicher. Bereits Benjamin Rush machte in einer erweiterten Ausgabe seiner *Inquiry into the Effects of Spirituous Liquors* (8. Auflage 1819, S. 29–30) deutlich, dass Trunksucht nicht nur ein Laster, sondern auch eine Krank-

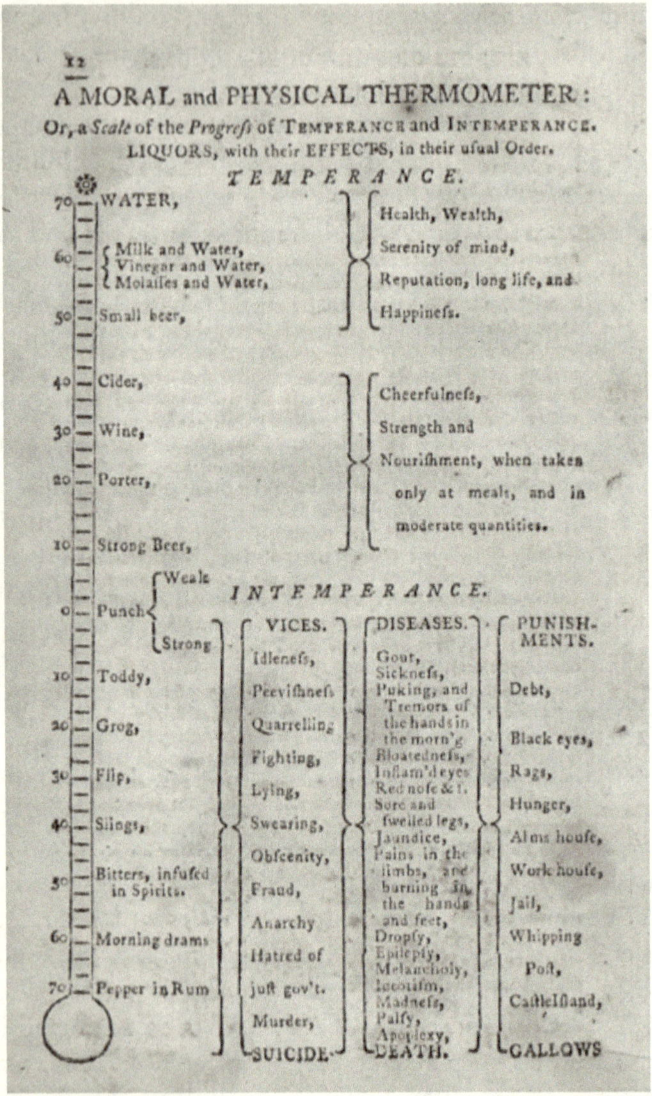

12

A MORAL and PHYSICAL THERMOMETER:
Or, a *Scale* of the *Progress* of TEMPERANCE and INTEMPERANCE.
LIQUORS, with their EFFECTS, in their usual Order.

TEMPERANCE.

70 WATER,
60 Milk and Water, Vinegar and Water, Molasses and Water,
50 Small beer,
— Health, Wealth, Serenity of mind, Reputation, long life, and Happiness.

40 Cider,
30 Wine,
20 Porter,
10 Strong Beer,
— Cheerfulness, Strength and Nourishment, when taken only at meals, and in moderate quantities.

INTEMPERANCE.

0 Punch (Weak / Strong)
10 Toddy,
20 Grog,
30 Flip,
40 Slings,
50 Bitters, infused in Spirits.
60 Morning drams
70 Pepper in Rum

VICES. Idleness, Peevishness, Quarrelling, Fighting, Lying, Swearing, Obscenity, Fraud, Anarchy, Hatred of just gov't. Murder, SUICIDE.

DISEASES. Gout, Sickness, Puking, and Tremors of the hands in the morn'g, Bloatedness, Inflam'd eyes, Red nose & f. Sore and swelled legs, Jaundice, Pains in the limbs, and burning in the hands and feet, Dropsy, Epilepsy, Melancholy, Lunacism, Madness, Palsy, Apoplexy, DEATH.

PUNISHMENTS. Debt, Black eyes, Rags, Hunger, Alms house, Work house, Jail, Whipping Post, Castle Island, GALLOWS.

Abb. 4.1 Moralisches und physisches Thermometer, aus: Benjamin Rush's An Inquiry into the Effects of Spirituous Liquors on the Human Body and the Mind. Boston: Thomas and Andrews, 1790, S. 12

heit sei („disease induced by an act of vice“), für die es Heilmittel gäbe; die daran Leidenden verdienten vonseiten ihrer Umgebung nicht (nur) gesellschaftliche Ächtung, sondern nach göttlichem Vorbild vor allem Mitleid („compassion“) und Hilfe („relief“). Spätestens mit der Entwicklung von modernen Suchtkonzepten im 20. Jahrhundert, die auch soziale Ursachen in den Blick nehmen, wurde der Krankheitscharakter von legalem und illegalem Drogenmissbrauch anerkannt; doch moralische und gegebenenfalls auch juristische Verurteilungen sind deswegen bis heute nicht verschwunden. – Ähnliche Medikalisierungsprozesse lassen sich im 20. Jahrhundert bei der Tabaksucht feststellen; dagegen wurde eine Sanktionierung des Rauchens in Europa bislang nur bei Fremd- oder Umweltgefährdung eingeführt.

Bei der Adipositas (krankhaftem Übergewicht) stand eine Kriminalisierung nie zur Debatte; wohl aber wurde auch sie schon früh ein Thema der Medizin. Frühneuzeitliche Ärzte stellten extreme Fettleibigkeit (nach einschlägigen Kapiteln bei Galen und Avicenna) ausführlich als angeborene oder erworbene Erkrankung dar; sie könne wiederum Ursache für zahlreiche andere Krankheiten sein und häufig zu einem vorzeitigen, oft plötzlichen Ableben führen. Die Mehrzahl der Heilkundigen sah Diätfehler als Ursache der Adipositas; fettleibige Menschen könnten Hunger und Durst nicht gut ertragen, würden zu viel und Falsches (insbesondere Fett!) essen. Außerdem entdeckten sie ihren pathologischen Zustand oft zu spät und ließen sich erst dann behandeln. Girolamo Mercuriale warf ihnen deshalb 1587 vor, nicht besonders „intelligent und mutig“ zu sein; allerdings wurden fehlende geistige Fähigkeiten auch als Folge einer unzureichenden oder überlasteten Verdauung betrachtet. Als Therapie schlug beispielsweise Franciscus Sylvius vor: jede Form körperlicher Entleerung, ein

Verzicht auf fettige und ölige Speisen, ferner körperliche Bewegung, weniger Schlaf (um die vollständige Verwertung reichlich genossener Speisen während der Ruhezeiten zu unterbinden) sowie die Veränderung der milden Beschaffenheit des Blutes durch Zugabe von sauren, scharfen, salzigen oder bitteren Gewürzen (Stolberg 2012). Während aber die etablierte Medizin Hungerkuren nur bei schweren Erkrankungen (etwa Fieber oder Diabetes) verordnete, gab es einzelne Laien (Alvise Cornaro, s. Abschn. 4.3) und medizinische Außenseiter (Louis Morin de St. Victor), die eine permanente Einschränkung der Nahrungszufuhr empfahlen und auch am eigenen Beispiel vorlebten. Eine Pathologisierung der Fettleibigkeit als Ess- und Stoffwechselstörung kam also keineswegs erst Ende des 20. Jahrhunderts richtig in Gang.

Der moralische Vorwurf der Völlerei (gepaart mit geistiger Einschränkung), der in medizinischen Texten über Adipositas gelegentlich auftaucht und implizit mitschwingt, ist keineswegs ein Privileg der Medizin. Bereits in hochmittelalterlichen Beichtbüchern, etwa in der *Rechtssumme* Bruder Bertholds (Kapitel F 39), wird die Todsünde oder das Laster der Gefräßigkeit (*gula:* Essen und Trinken ohne Notwendigkeit und wider besseres Wissen; vgl. Abb. 4.2) diskutiert und argumentativ in die Nähe des Selbstmordes gerückt. Nachfolgende katholische wie protestantisch-puritanische Mäßigkeitsregeln sind von diesen Traditionen beeinflusst.

Wenn vormoderne Geistliche, Ärzte und Philosophen übermäßiges Essen und extreme Fettleibigkeit moralisch kritisierten, demonstriert das zunächst erneut soziale Formen von Moralisierung. Zugleich war deren Internalisierung, etwa nach einer Selbsterforschung durch Beichte, erwünscht. Auch als Schlankheit im Laufe des 19. Jahrhunderts ein bestimmender Teil westeuropäischer Mode

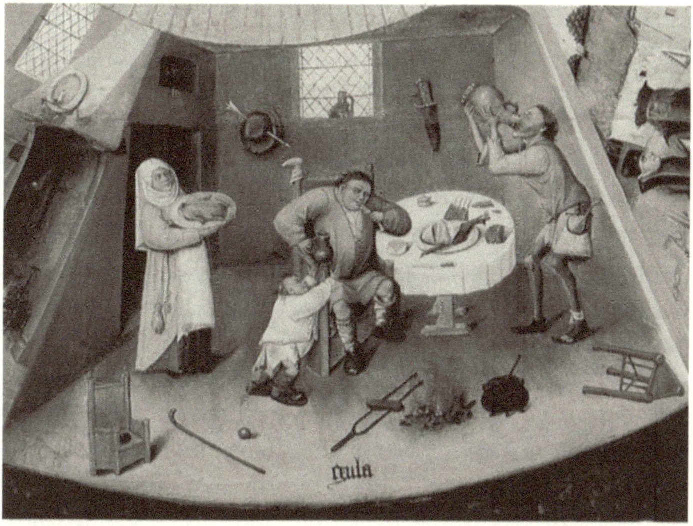

Abb. 4.2. Gula (Völlerei). Ausschnitt aus Hieronymus Bosch (1450–1516): *Die Sieben Todsünden.* Madrid, Museo Nacional del Prado

wurde, war es zunächst deren Druck von außen, der Menschen zum Abnehmen anhielt und dann oft verinnerlicht wurde.

Die heutige Hauptbedeutung des Begriffs ‚Diät', nämlich eine restriktive Ernährungsweise, die in erster Linie zur Gewichtsreduktion führen soll, bürgerte sich nach 1850 ein. Als Initialzündung für die öffentlich bekundete Bereitschaft, sich auch ohne wesentliche Krankheitserscheinungen auf eine solche ‚Kur' einzulassen, gilt das Erscheinen eines kurzen *Letter on corpulence* (1863) des englischen Bestattungsunternehmers William Banting (1797–1878). Aus heutiger Sicht handelte es sich um eine Form von Low-carb-Diät auf Anraten seines Arztes William Harvey, angeblich ohne wesentliche Mengenbeschränkungen der erlaubten Speisen. Sie ermöglichte Banting eine Gewichtsreduktion von 46 englischen Pfund (ca. 21 kg) innerhalb eines Jahres; der Autor fand durch zahlreiche Auflagen und Übersetzungen seiner Schrift in Europa angeblich viele Nachahmer.

Schon der Umstand, dass Banting seinen Erfolg exakt quantifizieren konnte und zu seinem Gewicht (ursprünglich 92 kg) auch noch seine Körperlänge (ca. 165 cm) angab, zeigt die veränderten Rahmenbedingungen gegenüber der Vormoderne, in der man das eigene Gewicht nur selten kannte. Wie seit einigen Jahrzehnten in der damaligen Wissenschaft üblich, bestimmte der Unternehmer regelmäßig sein Körpergewicht und auch die Mengen an verzehrten Lebensmitteln. Schon 1835 hatte der belgische Statistiker Adolphe Quetelet eine Beziehung zwischen Gewicht und Körpergröße bei Erwachsenen festgestellt, die seit 1972 die Grundlage für den Body Mass Index bildet (BMI: Gewicht in kg/Länge in m^2). Banting lieferte seinen Lesern in einem späteren Nachtrag eine entsprechende Tabelle, die auf statistischer Grundlage Körpergröße zu einem durchschnittlichen Gewicht in Beziehung setzt. So konnten sich seine Leser selbst einordnen. Aber er setzte als Betroffener auch auf Metaphern und Moral: Überschüssiges Körperfett sei wie ein Parasit, ein heimtückischer, schleichender Feind, und wer dieses Fett verharmlose, werde von „Genusssucht nach ungeeigneter Nahrung“ *(self-indulgence in improper food)* getrieben.

In der zweiten Hälfte des 20. Jahrhunderts verstärkte sich das Interesse der Medizin an Ernährungsstörungen. Schon 1948 wurde konstitutionelle und ernährungsbedingte Fettleibigkeit *(obesity)* in die *Internationale Klassifikation der Krankheiten* aufgenommen (ICD-6: Nr. 287). Seit den 1960er-Jahren entwickelte die Medizin mithilfe epidemiologischer Studien das Konzept eines unabhängigen Risikofaktors Übergewicht insbesondere für Diabetes und Herz-Kreislauf-Erkrankungen; das pathologische Spektrum wurde später noch um Krebserkrankungen und Demenz sowie – ab einem BMI ≥35 – um einen vorzeitigen Tod erweitert. Da seit Ende der 1970er-Jahre die Häufigkeit von Übergewicht und Adipositas weltweit deutlich zunimmt (aktuell sind rund ein Viertel der Erwachsenen in Deutschland adipös mit einem BMI ≥ 30; Mensink et al 2013), erkannten beispielsweise die Privaten Krankenversicherungen in Deutschland schon 1979 Adipositas im Grundsatz als Krankheit an, fordern aber umgekehrt auch entsprechende Risikozuschläge bei einer Manifestation (Hebebrand et al 2004). Die Weltgesundheitsorganisation (WHO) erklärte im Jahr 1997 Adipositas zu einer chronisch fortschreitenden Krankheit und verglich ihre Ausbreitung mit einer Epidemie. Aus heutiger Sicht ist Adipositas zu 30–70 % polygenetisch, aber auch epigenetisch (z. B. durch einen erhöhten Insulinspiegel der Mutter während der Schwangerschaft) verursacht; die enorme Zunahme der Erkrankungshäufigkeit in den letzten 50 Jahren erklärt sich die Fachwelt vor allem mit dem verstärkten Konsum hochverarbeiteter, insbesondere zuckerhaltiger Lebensmittel sowie mit mangelnder Bewegung; beide Verhaltensweisen sind in sozial unterprivilegierten Bevölkerungsschichten verbreiteter als bei Gruppen mit höherem Sozialstatus (Mensink et al 2013). Außerdem könnten zuckerhaltige Nahrungsmittel ein Suchtpotenzial ähnlich wie Alkohol haben.

Parallel zu dieser fachlichen Entwicklung richtet sich auch die öffentliche Aufmerksamkeit vermehrt auf den Gesundheitsfaktor Adipositas. Medizinische Pathologisierung und soziologische Betrachtung führen zwar teilweise zu einer Entlastung der Betroffenen vom Vorwurf des undisziplinierten Konsums. Andererseits werden Phänomene des Fat-Shaming durch soziale und andere Medien, auch infolge stereotyper Darstellungen körperlicher Schönheit in der Werbung verstärkt. Wer nicht den Idealen entspricht, erfährt häufiger Diskriminierung und Stigmatisierung.

Nach wie vor wird Adipösen häufig eine persönliche Verantwortung für ihr Erscheinungsbild und ihr Scheitern, es nachhaltig zu ändern, zugeschrieben. Aufgrund von Disziplinlosigkeit äßen sie zu viel und seien faul, in sofern sie sich zu wenig bewegten. Aktuell kommt immer wieder der Vorwurf hinzu, sich neuen therapeutischen Möglichkeiten (bariatrische Operationen und Medikamente zur Gewichtsreduktion) zu verweigern. Eng verbunden mit diesem externen Druck sind subjektive Einstellungen zur eigenen Korpulenz, nämlich häufig eine negative Körperwahrnehmung und das Gefühl, persönlich versagt zu haben, also an ihrem körperlichen Zustand tatsächlich schuld zu sein. Scham, Depressionen und Angststörungen sind mögliche Folgen. Aus der relativ simplen Moralisierung der Ernährung hat sich dann eine komplexe psychische Störung entwickelt.

4.2 Gesundes Leben im Zeitalter der Selbstverantwortlichkeit: Healthismus und Orthorexie

Der skizzierte gesellschaftliche und persönliche Umgang mit Alkohol und Adipositas wirft auch ein Schlaglicht darauf, wie Gesellschaften und Individuen die Bedeutung von Gesundheit und ihrer Erhaltung grundsätzlich einschätzen. Diese Einstufung ist zumindest in den letzten Jahrzehnten offensichtlich abhängig von generellen Vorstellungen, wie selbstverantwortlich oder wie fremdbestimmt (determiniert) wir unser Leben führen können: Wer glaubt, dass jeder seines Glückes Schmied sei, wird auch eher eine Selbstverantwortung für Gesundheit annehmen und einfordern. Autonomie ist zudem nach Beauchamp und Childress (1979) eines der vier wesentlichen bioethischen Prinzipien innerhalb der modernen westlichen Medizin. Dieses

Grundprinzip gilt im Besonderen auch für den Bereich der Gesundheitserhaltung, bei dem eine mögliche Einschränkung der Entscheidungsfähigkeit aus Krankheitsgründen in der Regel nicht im Fokus steht.

US-amerikanische Soziologen wie Irving Kenneth Zola, Robert Crawford oder Peter Conrad haben seit Ende der 1970er-Jahre für die USA eine Einstellung beschrieben, die zentral auf dem Prinzip der Eigenverantwortung basiert und die sie „Healthismus" nannten. Sie wird in der Forschung folgendermaßen gekennzeichnet (nach Hehlmann et al. 2018, S. 144):

- Gesundheit ist nicht nur wesentliche Vorbedingung eines gelingenden Lebens, sondern wird mit gutem Leben (= Fitness) gleichgesetzt; sie ist also (womöglich einziges) Lebensziel. Damit ersetzt sie religiöse und politisch-weltanschauliche Ziele teilweise oder vollständig.
- Healthismus wird als *Folge* von Medikalisierung beschrieben: Nur weil Medizin Einfluss auf immer weitere Lebensbereiche gewinnt, kommt es zu dieser Fokussierung auf Gesundheit.
- Healthismus kann außerdem als *Gegenpol* der Medikalisierung verstanden werden: Während Medikalisierung dazu beiträgt, strukturelle soziale Probleme (etwa der Umgang mit Drogen oder Fettleibigkeit) durch medizinische Erklärungsmodelle auch sozial zu verorten, erklärt der Healthismus viele medizinische Probleme (wie etwa Bluthochdruck, aber auch Sucht) als schlichte Folge falschen Verhaltens.
- Damit werden aus medizinischen Problemen moralische gemacht: Menschen sind selbst dafür verantwortlich, wenn es ihnen gesundheitlich nicht gut geht. Healthismus lässt sich demnach als „Moralvorstellung einer medikalisierten Gesellschaft" beschreiben (Hehlmann et al. 2018, S. 144).

- Healthismus setzt als Lebensstilkonzept in vielen Lebensbereichen auf Prävention, beispielsweise auf optimale Ernährung (einschließlich Nahrungsergänzungsmittel), auf Bewegung (z. B. durch Programme minutiös geplant und durch Fitness-Tracking kontrolliert) und neuerdings auch auf Überwachung von Schlaf und Kreislaufparametern (s. a. Abschn. 6.3). Da der Erfolg von Prävention naturgemäß offen ist, erfordert dieses Konzept „ständige Besorgnis und Befassung mit der persönlichen Gesundheit" (Kühn 1993, S. 33), was zwanghafte Züge annehmen kann.

Es ist klar, dass das hier skizzierte Vollbild des Healthismus nur auf einen kleinen Teil der Bevölkerung zutrifft – zumindest in Europa. Die seit den 1970er-Jahren ungebrochen fortschreitenden Fitness-Wellen zeugen aber aufgrund ihrer Breitenwirkung von einer weitgreifenden Veränderung gesellschaftlicher Mentalitäten: „Healthy is the new sexy" (Terrence Robertson). Allerdings darf nicht vergessen werden, dass auch schon das 19. und frühe 20. Jahrhundert Ernährungs- und Fitnesshypes kannte (s. Abschn. 3.2).

Da Werbung und Marketing im privaten Ernährungs- und Fitnessbereich eine große Rolle spielen (s. Abschn. 6.2), dominieren unter den aktuellen Nutzerinnen und Nutzern von Diäten und Fitnesseinrichtungen bei weitem positive Stimmen. Wer daran scheitert, gibt sich im Umkreis des Healthismus eher selbst die Schuld und schweigt. Weit verbreitete Wellness-Angebote suggerieren außerdem, dass selbstverantwortete Gesundheit auch ohne persönliche Anstrengung eingekauft werden kann; trotzdem konkurrieren und vermischen sie sich teilweise mit den Fitness-Forderungen. Skepsis und Kritik sind zwar in wissenschaftlichen Healthismus-Beschreibungen bereits benannt, aber auf dem Gesundheitsmarkt Seltenheit. Die dunkle Seite der postulierten Selbstverantwortlichkeit, nämlich moralischer Druck von außen und vor allem von sich selbst, kann allerdings das Gegenteil von Gesundheit bewirken, nämlich eine negative Stressreaktion, die langfristig zu psychischen und physischen Schäden führen kann. Andererseits dürfte ohne eine gewisse Selbstverantwortlichkeit im hygienisch-diätetischen Sektor eine Prävention von Krankheiten vermutlich wenig erfolgreich sein – sofern man davon ausgeht, dass der persönliche Lebensstil tatsächlich eine entscheidende Rolle für Gesundheit und langes Leben spielt, was mit medizinisch-therapeutischen Maßnahmen nicht kompensiert werden kann oder soll. Insofern ist die Kritik am Healthismus, die dem Konzept schon innewohnt, zu relativieren und individuell nach dem Grad der inneren Fixierung auf Gesundheit zu fragen.

Mit dem Healthismus verwandt ist zum einen der Wunsch nach körperlicher oder geistiger Selbstoptimierung und Verbesserung (Enhancement), die über den Präventionsgedanken noch weit hinausgehen. So kommen beispielsweise kosmetische Operationen zur Herstellung angeblich idealer Körperformen zum Einsatz; beim Neuro-Enhancement („Hirn-Doping") werden eigentlich verschreibungspflichtige Medikamente gegen ADHS und andere Krankheiten zur kognitiven Leistungssteigerung eingesetzt. Gefördert wird der Trend zur Selbstoptimierung durch die ständig wachsenden Möglichkeiten von digitaler Kontrolle der Körperfunktionen: Gesundheit wird scheinbar messbar, objektivierbar. Dieser Selbstvermessung folgt häufig die Selbstdisziplinierung.

Zum anderen gibt es Ähnlichkeiten zwischen dem Healthismus und einem diätetischen Verhalten, das der US-amerikanische Arzt Steven Bratman erstmals 1997 Orthorexie („Appetit auf korrektes Essen") nannte, in Anlehnung an die längst anerkannte Krankheit Anorexia nervosa

(‚Appetitlosigkeit', ‚Magersucht'). Doch während bei letzterer eine Verweigerung von Nahrung aufgrund einer Körperschemastörung angenommen wird, umschreibt Bratman mit dem (bislang als Erkrankung nicht offiziell gelisteten) Begriff der Orthorexie ein Syndrom, bei dem

- primär nicht Quantität, sondern Qualität der Nahrung für die Betroffenen im Mittelpunkt steht. Nach bestimmten, häufig individuell festgelegten Regeln werden Nahrungsmittel vereinfachend in gute (gesunde) und schlechte (krankmachende) eingeteilt in der Hoffnung, die Gesundheit (häufig angeschlagen durch eine chronische Krankheit, Nahrungsunverträglichkeiten u. a. m.) zu verbessern.
- Diese Regeln werden zunehmend verschärft, sodass Nahrungsbeschaffung und -zubereitung gedanklich und praktisch einen immer größeren Zeitraum des Tages einnehmen und durch diesen Aufwand die Betroffenen sich sozial isolieren.
- Und schließlich führt ein erfolgreiches Befolgen der moralisch aufgeladenen Regeln (gut/böse) zu Glücks- und Überlegenheitsgefühlen (Selbstkontrolle!), ein Übertreten dagegen zu Sorgen, Versagensängsten und Minderwertigkeitsgefühlen. Diese Moralisierung und Emotionalisierung von Ernährung verstärkt bei Orthorektikern das Bedürfnis, die Nahrungsaufnahme mit immer neuen Regeln zu kontrollieren.
- Gleichzeitig tritt mit der ständigen Besorgnis der Charakter einer Zwangserkrankung immer deutlicher zutage, wobei ein subjektiver Leidensdruck oft nicht gegeben ist. Mangelernährung und Gewichtsabnahme, die durch das Verhalten entstehen, können trotzdem entsprechende körperliche Folgen haben.

Orthorexie ist offensichtlich eine Zeiterscheinung und womöglich eine Modeerkrankung (Klotter et al 2015) an der Grenze zwischen Ernährungs- und Zwangsstörung, getriggert durch die Informationsflut in (v. a. sozialen) Medien, aber auch durch die enge Verbindung des Gesundheitsdiskurses mit ökologischen, alternativmedizinischen, tierhygienischen und -ethischen Anliegen. Sie betrifft bei Anwendung der *Düsseldorfer Orthorexie Skala* in einer Stichprobe von 1340 Probanden 2–3 % der Befragten (Barthels et al 2015), wobei die Grenzen zwischen einem bewussten Ernährungsverhalten und einer Orthorexie vermutlich fließend sind.

Wie sehr das Thema Ernährung gerade in naturheilkundlichen und alternativmedizinischen Kreisen auch im ausgehenden 20. Jahrhundert noch moralisch aufgeladen wird, zeigt der plakative Buchtitel *Selbstmord mit Messer und Gabel* des Naturheil(zahn)arztes Dietrich Volkmer. Und auch hier findet sich ein interessanter Querverweis zum Healthismus: „Die meisten Menschen suchen die Schuld immer bei anderen und vergessen dabei, daß nur sie und niemand anders für alles verantwortlich ist, was ihnen zustößt." (Volkmer 1994, S. 80) Solche schon von der Kulturkritikerin Susan Sontag (*Krankheit als Metapher,* 1978) beobachteten Schuldzuweisungen an sich selbst bilden auch die Grundlage für Healthismus und Orthorexie.

Die zu Beginn dieses Kapitels erwähnte vormoderne *Pflicht* zur Gesundheit ist in dieser Form heute obsolet, übrigens genauso wie eine Pflicht zum Leben: Wer Suizid begehen will, und sei es mit Messer und Gabel, kann dies im Gegensatz zu früheren Zeiten formal straflos tun. Aber unter dem semantisch eng verwandten, aber moderneren Begriff der *Verantwortung* für Gesundheit findet die Pflicht in den letzten 50 Jahren neue Akzeptanz. Im Zeitalter der Autonomie besteht diese Verantwortung aber in erster Linie nicht mehr gegenüber der Gesellschaft, deren Ansprüche auf das Individuum mit guten Argumenten zurückgewiesen werden können. Vielmehr wünscht der oder die einzelne, für sich selbst – und damit auch für die eigene Gesundheit – weitestgehend verantwortlich zu sein. Dann könnte sich eine libertär orientierte Gesellschaft aus der solidarischen Verantwortung für einzelne Mitglieder weitgehend zurückziehen. Doch auch für ein weitgehend solidarisch finanziertes Gesundheitssystem wie dem deutschen weisen Medizinethikerinnen und -ethiker darauf hin, dass sich aus dem Grundprinzip der Solidarität durchaus auch eine Verpflichtung der Einzelnen gegenüber der Gemeinschaft herleiten lässt: Sie sollen aktiv zum System beitragen und nicht nur passive Empfänger wohltätiger Maßnahmen sein. In der Gesundheitsversorgung bedeutet dies, dass jeder und jede Einzelne Verantwortung für die eigene Gesundheit übernimmt (Buyx 2005) und der Gemeinschaft das Bemühen schuldet, die Not der Krankheit zu vermeiden.

Ein solches Konzept der Selbstverantwortung setzt allerdings philosophisch die Annahmen einer Handlungsfreiheit und eines wirksamen Einflusses des Handelnden auf das Handlungsergebnis voraus. Doch wie frei sind wir angesichts biologischer und sozialer Faktoren, die unsere Existenz determinieren, und wie wirksam können wir etwa angesichts von Umweltproblemen und individuell mehr oder weniger begrenzten ökonomischen Ressourcen für unsere Gesundheit agieren?

Wahrscheinlich ist die rigorose Gegenüberstellung von Freiheit und Determinismus menschlicher Gesundheit falsch, denn oft kommt beides zusammen: Ohne polygenetische Prädisposition, ein verändertes Nahrungsmittelangebot und den Einfluss von vorgegebenem Einkommen sowie Bildung auf das Ernährungsverhalten wäre es wohl nicht zu der „Adipositas-Epidemie“ seit den 1980er-Jahren gekommen, denn so verhältnismäßig rasch hat sich die Einstellung der Bevölkerung zur Ernährung in dieser Zeit nicht geändert. Und gleichzeitig zeigen viele Beispiele, dass es auch bei Vorliegen solcher Nachteile und diätetischer Fallen möglich ist, sich durch geeignetes Verhalten vor extremer Fettleibigkeit zu schützen.

Doch leider muss auch darauf hingewiesen werden, dass das Argument von Freiheit und Selbstverantwortung auch interessengeleitet eingesetzt wird, wie ein Beispiel aus der Schweiz zeigt: Dort wurde der libertäre Diskurs der gesundheitlichen Selbstverantwortung stark von der Tabak-, Alkohol- oder auch Gastronomiebranche okkupiert. Angesichts eines lange geplanten Gesetzesvorhabens formierten sich diese Branchen 2008 mit rund 20 weiteren Organisationen zur „Allianz für eine massvolle Präventionspolitik" und setzten sich dafür ein, dass die Schweiz kein nationales Präventionsgesetz verabschiedet. Wohl vor allem deshalb scheiterte Ende 2012 der Entwurf kurz vor der Zielgeraden im Ständerat (Mattig 2013). In Deutschland gibt es hingegen seit 2015 ein solches Gesetz, das sich allerdings bisher als wenig wirksam erwiesen hat; immerhin definiert es die Förderung von Eigenverantwortung und Eigenkompetenz *(health literacy)* der Versicherten als Kassenaufgabe. Und implizit verstärkt es den Trend zur ‚verordneten Selbstverantwortung' der Gesundheit im Sinne einer Bürgerpflicht.

4.3 Bekenntnis zu einem gesunden Lebensstil

Jenseits der moralischen (Selbst-)Verpflichtungen lässt sich im Gesundheitsdiskurs über die Jahrhunderte noch eine andere Form persönlicher Teilhabe feststellen: die nach außen getragene Überzeugung oder sogar Begeisterung über einen selbstgewählten Weg zur Gesundheit. Was heute im Zeitalter des subjektiven Journalismus und des Social Influencing selbstverständliche (Werbe-)Praxis ist – an der eigenen Person die Vorteile einer Diät oder einer Lebensweise zu verdeutlichen: das gab es auch schon früher, allerdings nur selten bei Ärzten, die stattdessen lieber über Patientenschicksale räsonierten; viel häufiger berichteten medizinische Laien begeistert, manchmal sogar mit missionarischem Eifer über gesundheitliche Erfolge ‚am eigenen Leibe' nach einer Umstellung ihrer Lebensregel. Das Beispiel William Bantings wurde schon vorgestellt; anschaulich beschrieb er, wie er nach seiner Gewichtsabnahme wieder selbst Schuhe binden oder vorwärts eine Treppe hinabsteigen konnte (Banting 1863). Doch schon 300 Jahre vor Banting schilderte der venezianische Adelige Alvise (Luigi) Cornaro (Cornér; 1484?-1566) in mehreren angeblich im Alter von über 80 Jahren geschriebenen Traktaten und Briefen aus den Jahren 1558 bis 1566 vom Erfolg seiner persönlichen Lebensregel. Unter dieser „vita ordinata & sobria" (einem geordneten und nüchternen/maßvollen Leben) verstand Cornaro eine Diät, die vor allem auf der Selbstbeobachtung seiner Verdauung beruhte, da er in einem schwachen Magen die Hauptursache für seine diffusen Beschwerden sah.

> Deswegen verließ ich mich auf meine Erfahrung […] und trank den Wein, der mir bekömmlich war, und zwar nur soviel, wie ich leicht verdauen konnte. Desgleichen tat ich mit den Speisen, was ihre Beschaffenheit und ihre Menge anlangt, und gewöhnte mich außerdem daran, mein Verlangen nach Speis und Trank niemals gänzlich zu tilgen, sondern so vom Tische aufzustehen, daß ich noch mehr hätte essen und trinken können. […] Neben dieser strengen Diät habe ich mich dann auch vor anderen schädlichen Dingen gehütet, nämlich vor allzu großer Hitze, Kälte, Ermüdung,

> vor einem Übermaß im Wachen und im ehelichen Werk [sexueller Betätigung], wie auch vor einer Wohnung in ungesunder Luft, vor Winden und vor Sonnenbrand [...] vor Hass und Schwermut und anderen unordentlichen Gemütsbewegungen, welche einen mächtigen Einfluß auf unseren Leib haben (Cornaro 1997, S. 40–42).

Cornaros Diätetik, die sich zunächst deutlich an die Themen der zeitgenössischen *sex res non naturales* (s. Abschn. 2.4) anlehnte, fokussierte dann weitgehend auf den Bereich der Nahrung. Dabei wollte er eine von ihm empirisch festgelegte Gesamtmenge an Speisen (12 Unzen) und Getränken (14 Unzen) nicht überschreiten (eine venezianische Unze entspricht etwa 25–40 g). Auf diese Weise überstand er angeblich sowohl die Belastung durch einen Gerichtsprozess als auch einen schweren Unfall mit der Kutsche. Doch auf Anraten von Ärzten und Freunden erhöhte er im Alter von 78 Jahren diese Mengen um je 2 Unzen, was ihm aber überhaupt nicht bekam:

> Dies hatte nach 10 Tagen bei mir zur Folge, daß ich aus einem fröhlichen und munteren Manne melancholisch und cholerisch geworden bin [...]. Am zwölften Tage bekam ich heftige Seitenschmerzen, welche 11 h währten. Darauf folgte ein schreckliches Fieber, welches 35 Tage und so viele Nächte anhielt [...]. Außerdem konnte ich die ganze Zeit nicht schlafen, auch nicht eine Viertelstunde, woraus alle schlossen, ich würde sterben (Cornaro 1997, S. 46).

Der freimütig bekannte ‚Diätfehler' überzeugte Cornaro und mutmaßlich auch seine Leserschaft noch mehr von seinem Ansatz einer Reduktionskost (‚Krankendiät'). Diese müsse durchgehend eingehalten, aber insbesondere auch individuell ausgewählt werden:

> Denn es kann in Wahrheit kein Mensch dem andern als sich selber ein vollkommener Arzt sein. Der Grund ist der: Ein jeder kann am besten aus vielfältiger Erfahrung die Beschaffenheit und verborgenen Eigenschaften seiner Natur erkennen, und was als Speise und Trank seinem Magen bekömmlich ist (Cornaro 1997, S. 48).

Die Folgen einer solchermaßen ‚personalisierten' Diät erstrecken sich aus damaliger Sicht auch auf den seelischen Bereich:

> Die Säfte des Leibes [bleiben] rein und gutartig … Daher ist es unmöglich, daß Dünste aus dem Magen in den Kopf steigen. Und daraus folgt weiter, daß eines solchen Menschen Gehirn rein und hell ist und sein Gemüt in allen Dingen frisch und munter (Cornaro 1997, S. 53).

Und schließlich bekannte sich Cornaro in einem drei Jahre später gedruckten Anhang zu einer allmählichen Verschärfung seiner Diät:

> Denn mit zunehmenden Jahren vermindere ich noch immerzu das Maß meiner Speise. Und diese Verminderung ist nötig und unerläßlich, da man nicht ewig leben kann. Wer sich aber seinem natürlichen Lebensende nähert, vermag schließlich gar nichts mehr zu essen. Mit Mühe schlürft er noch ein Eidotter am Tag und stirbt zuletzt ohne Krankheit durch bloße Auflösung einen schmerzlosen Tod (Cornaro 1997, S. 67).

Cornaros geradezu poetisch verfassten Traktate enthalten aus heutiger Sicht manche Details, die an einen vormodernen Orthorektiker denken lassen: die Wahl einer individualisierten Diät nach stark vereinfachten Regeln ohne medizinische Expertise; der persönliche Eindruck, damit das ganze Leben mit seinen Unwägbarkeiten kontrollieren zu können, woraus Glücksgefühle entstehen; umgekehrt beim von extern geforderten Verändern der Regel stark negative Gefühle und Krankheitssymptome; und schließlich die allmähliche Radikalisierung der selbstgestellten Anforderungen. Aber dieser Vergleich hinkt womöglich, weil zu Cornaros Zeit Diätetik auch von Ärzten stets personalisiert wurde und immer auch die Wechselwirkung mit Emotionen im Blick hatte. Ferner ist in der Frühen Neuzeit die Fokussierung auf magenschonende Kost für ältere Menschen mit kleinen Portionen mehrmals am Tag gut belegt. Ungewöhnlich ist daher vor allem Cornaros Fokus auf Messung der Nahrungsmenge und eben sein öffentlliches Bekenntnis zu dieser Lebensweise, angeblich vor allem, um sich und anderen zu helfen.

Ein aktuelles Beispiel für personalisierte Ernährungs- und Lebensstilempfehlung bietet die studierte Biochemikerin und Influencerin Jessie Inchauspé (* 1992 in Frankreich), die seit 2018 einen Instagram-Account *@glucosegoddess* (mit aktuell etwa 6 Mio. Followern) betreibt. Dort und in zwei Büchern, die angeblich in über 40 Sprachen übersetzt wurden, wirbt die selbsternannte Ernährungsexpertin für eine Diät mit zehn einfachen, nicht grundlegend neuen Regeln („Hacks"), die Glukose-Spitzen im Blut so weit wie möglich vermindern sollen. Entscheidend ist dabei eine Selbstkontrolle dieser Spitzen, idealerweise durch permanente Blutzuckerspiegel-Messung. Auf diese Weise sollen Heißhungerattacken vermeidbar, eine Gewichtskontrolle oder gar Abnehmen leichter möglich sein, unreine Haut und Haare und vor allem die psychische Befindlichkeit und Konzentrationsfähigkeit sich verbessern. Die Risiken für Diabetes, Krebs und Alzheimer sollen sich verringern. Fundierte Belege für die negative Rolle von Blutzuckerspitzen, die unter individuell sehr verschiedenen metabolischen Einflüssen stehen, fehlen; abgesehen davon äußern Kritikerinnen und Kritiker Bedenken, dass das ständige Self-Tracking bei eigentlich Gesunden deren Neigung zu Essstörungen verstärken könnte.

Interessant, wenn auch nicht überraschend ist nun, dass auch Inchauspé die Entwicklung ihres Programms mit eigenen Gesundheitserfahrungen begründet: Sie berichtet beispielsweise von einem Freizeitunfall, bei dem ein Brustwirbelkörper zertrümmert wurde, und belegt dies sogar mit eindrucksvollen postoperativen Röntgenbildern. Als Folge habe sich bei ihr eine Depersonalisierungs-Derealisierungs-Störung entwickelt, die wiederum in Zusammenhang mit selbst gemessenen Blutzuckerspitzen oder Konzentrationsstörungen stünde.

Von Alvise Cornaro über William Banting bis Jessie Inchauspé wurde die Geschichte der Diätetik nicht nur von professionellen Akteuren, sondern auch von medizinischen Laien geprägt. Diese berichten teils aus altruistischen Gründen (also um anderen zu helfen), teils aus extrovertierter, manchmal missionarischer Begeisterung über eine Entdeckung ‚an ihrem eigenen Leib', und schließlich auch teilweise als Geschäftsmodell über ihre Gesundheit. Durch den einfachen Zugang zu sozialen Medien und ihren hohen Verbreitungsgrad hat dieses Phänomen deutlich zugenommen; man könnte von einer Pluralisierung, vielleicht auch Demokratisierung des Gesundheitsdiskurses sprechen. Epochenübergreifend scheint aber zu sein, dass bei diesen Outings oft einfache, leicht umsetzbare Lösungen für das komplexe und deshalb vielschichtige Problem der Gesundheitserhaltung oder -wiedergewinnung angepriesen werden.

Das offene Bekenntnis zu einem persönlich gewählten Gesundheitsverhalten ist spätestens seit Beginn der Moderne oft auch Ausdruck und Teil eines umfassenden Lebensstils. Gesundheit wird daher mit körperlicher Schönheit, Fitness, psychischem Wohlbefinden und sozialer Integration zu einem Gesamtkunstwerk menschlicher Existenz verknüpft. Dabei ist sie nicht nur Voraussetzung, sondern zugleich auch Produkt eines Lifestyles, das nach außen getragen werden soll. Diese Performance aufrechtzuerhalten bedarf es ständiger gesundheitlicher Bemühungen. Sie ergänzt oder ersetzt dann die moralische Verantwortung, ein gesundes Leben zu führen

5

Wer kann sich das leisten? Volksdiätetik und die soziale Verantwortung für Gesundheit

Viel Leid ließe sich verhindern, wenn Prävention nicht als Privatsache, sondern als politische Aufgabe betrachtet würde.

Barbara Bitzer, in: Berndt et al. (2025)

Gesundheit ist wertvoll, aber auch teuer: 2022 wurden in Deutschland insgesamt 500 Mrd. € dafür ausgegeben, davon allerdings nur knapp 8 % für Prävention und Gesundheitsförderung; der Löwenanteil der Gelder entfiel auf Krankheits(folge)kosten. Betrachtet man die gut dokumentierten Leistungen der Gesetzlichen Krankenversicherungen, so flossen insgesamt etwa 200 € pro Versicherten und Jahr (Stand 2020 vor der Covid19-Pandemie) in die Primärprävention (z. B. Impfungen) und in die Früherkennung von Krankheiten durch diverse Vorsorgeuntersuchungen. Nur etwa zwei Promille (2023: 8,49 € pro Ver-

D. Schäfer, *Warum es uns so schwerfällt, gesund zu leben*,
https://doi.org/10.1007/978-3-662-73781-1_5

sicherten und Jahr) gingen direkt in Programme zur Förderung von Bewegung, Ernährung und Stressbewältigung in Kitas, Schulen, Betrieben und stationären Einrichtungen. Außerdem investieren private Haushalte – zusätzlich zu ihren Ausgaben für Krankenkassenbeiträge – pro Jahr mindestens 60 Mrd. € (mehr als 700 €/Person) in nicht erstattungsfähige Gesundheitsleistungen aller Art, und einiges davon, insbesondere Nahrungsergänzungsmittel aller Art und Gesundheitstraining, soll vor allem der Gesundheitserhaltung und der Krankheitsprävention dienen.

Der Blick in vergangene Konzepte von Diätetik hat bereits gezeigt, dass die Schreibenden oft eine Klientel vor Augen hatten, die bereit und fähig war, sowohl Zeit als auch Geld in die eigene Gesundheit zu investieren. Professionelle Verfasser versuchten unter anderem durch eine Vielzahl von Regeln, ihre eigene Kompetenz herauszustellen und sich als Berater und Dienstleister ins Geschäft zu bringen. Laienbehandler/-innen zielten zwar auf letzteres ebenfalls ab, empfahlen aber eher nur eine oder wenige Verhaltensweisen, auf die es ankommen sollte. Doch wie gingen die Expertinnen und Experten mit denen um, die eher wenig Zeit und Geld hatten (Abschn. 5.1)? Und was hat sich durch die Einführung der Sozialversicherungen und durch die neue staatliche Gesundheitsfürsorge (Public Health) in den letzten 150 Jahren geändert (Abschn. 5.2, 5.3 und 5.4)?

5.1 Einfache Regeln für solche, die nicht optimal leben (können)?

Bereits im hippokratischen Werk *De victu* (vgl. Abschn. 2.3) gibt der Autor in einem einzigen Kapitel (III 68) zusammengefasst eine Art Schmalspurdiät für die ‚große Masse': für Menschen, die zur Einhaltung des komplexen

Regelwerks nicht genügend zeitliche Ressourcen haben oder unter keinen geeigneten Lebensmitteln auswählen können. Genannt werden auch solche, die eine ungeregelte Lebensweise bei zu viel Hitze oder Kälte, etwa während Land- oder Seereisen, führen müssen. Tatsächlich reduziert der unbekannte Verfasser seine an den Jahreszeiten orientierten Empfehlungen für bestimmte Nahrungsmittel auf ein Minimum; pauschal empfiehlt er beispielsweise Geschlechtsverkehr möglichst im Winter und nur ausnahmsweise im Sommer. Doch bei den körperlichen Bewegungen (Ringen, Läufe, Spaziergänge zu verschiedenen Tageszeiten) holt er immer noch weit aus, ohne dass erkennbar wäre, wie etwa bei Land- oder Seereisen solche Betätigungen in die Praxis umgesetzt werden sollen.

Rund 600 Jahre später formulierte auch Galen im 6. Buch seiner *Hygieinà* (Kap. 5) und in den anderen diätetischen Schriften Hinweise für Menschen, die keine Zeit oder Muse haben, sich der eigenen Körperfürsorge zu widmen – oder schlicht andere Prioritäten setzten (vgl. Abschn. 2.3). Aber er zeigt am eigenen Beispiel, wie kompliziert die zeitgenössische professionelle Diätetik auch in solchen Fällen argumentierte: Kann ein an sich gesunder Bediensteter am Kaiserhof (Galen war u. a. Leibarzt Marc Aurels) noch die nötige Körperpflege in den Thermen bekommen, wenn der Herrscher ihn nach seinem eigenen Fitness-Programm erst um die zehnte Stunde entlässt? Das hängt unter anderem davon ab, ob es Sommer oder Winter ist, was der Bedienstete am Vormittag gegessen und wie der Körper diese Mahlzeit verdaut hat. Gesundheitsfürsorge unter erschwerten Bedingungen erfordert also besondere Selbstbeobachtung und Wissen um die nötigen und möglichen Kompensationen; sie passt nicht für Banausen oder Lebemänner.

Diese beiden Beispiele verdeutlichen, wie die überlieferte griechisch-römische Medizin im Grunde *immer* für begüterte gesellschaftliche Eliten schrieb und tätig war, selbst da, wo altrömische Autoren wie Cato, Varro oder Columella das Gegenteil behaupteten. Gab es in der Vormoderne überhaupt Ansätze einer ‚Volksdiätetik', etwa für Bauern, Tagelöhner, Mägde, Knechte, Sklavinnen und Sklaven? Dazu gibt es kaum Forschungen. Vielleicht weist ein Ansatz der hippokratischen Heilkunde, einfache Regeln (*Aphorismen;* vgl. Textbox 5.1) als Merksätze aufzustellen, in diese Richtung. Auch die Neigung hippokratischer Texte, gewöhnliche Nahrungsmittel und Bewegungen als Präventions- und Heilmittel umzudeuten, spricht für einen ursprünglich engen Bezug der Heilkunde zum Alltag der meisten Menschen.

Textbox 5.1 Hippokratische Aphorismen mit einfachen diätetischen Regeln (Auswahl)

- Im Sommer und im Herbst vertragen die Menschen feste Speisen am schwersten, im Winter am leichtesten, nächstdem im Frühjahr (I 18)
- Schlaf und Schlaflosigkeit im Übermaß sind beide böse (II 3)
- Im Hungerzustande darf man sich nicht anstrengen (II 16)
- Den Hunger stillt ein Trunk ungemischter Wein (II 21)
- Im Sommer soll man mehr auf die oberen Wege [Magen, Zwölffingerdarm], im Winter mehr auf die unteren Wege [Dick-, Enddarm] mit Ausleerungsmitteln wirken (IV 4)

Hippokrates (1938), S. 23–80.

Manche dieser 2400 Jahre alten Aphorismen erinnern an spätere Bauernregeln, wie etwa eine zum 25. Januar: „Ist der Nebel stark, füllt Krankheit den Sarg". Doch gibt es deutliche Unterschiede: Bauernregeln sind typischerweise an bestimmte Tage oder Monate gebunden. Damit verweisen sie auf mittelalterliche Traditionen der Kalenderprognostik, die ursprünglich durchaus gelehrtes astrologisches und agrarökonomisches, aber auch medizinisches Wissen in literarischen Kleinformen und Merkversen präsentierte. Ziel war häufig, die unsichere Zukunft durch feste Aussagen als vorhersehbar und damit ein Stückweit auch kontrollierbar dazustellen. Solche Regeln wurden schon im hohen Mittelalter in Volkssprachen notiert oder auch übersetzt, was auf neue Nutzergruppen hinweist.

Ein frühes Beispiel sind die Seckauer (Grazer) Monatsregeln aus der Zeit um 1200, die aufgrund ihrer Kürze – jeweils nur ein Satz pro Monat – auf frühmittelalterliche Texttraditionen verweisen; für jeden Monat werden auf einem separaten Blatt Heiligenfeste, aber auch Tierkreiszeichen, kalendarisch gefährliche „Schwend-" oder günstige „Lostage" und eben auch diätetische Hinweise angegeben. Für den Monat Dezember findet sich beispielsweise der Spruch *Warmiu dinch sint guot hie genozzen,* neuhochdeutsch: „Hier [in diesem Monat] ist es gut, warme Dinge zu sich zu nehmen" (oberste Zeile in schwarzer Tinte, s. Abb. 5.1). „Warme" Nahrung meint wohl nicht (nur) durch Kochen oder Braten erhitzte Speisen, sondern vor allem solche Nahrungsmittel, die im System der Qualitätenlehre als „warm" galten, beispielsweise Senf oder Meerrettich. Die Merkregel war also womöglich für die Küche oder das Hospital des Klosters Seckau in der Steiermark wichtig.

Weitere Hinweise in Volkssprache über die zwölf Merksprüche hinaus gibt es in dieser Monatsregel nicht. Neben Anweisungen zur Ernährung wird in den Merksprüchen der anderen Monate u. a. auch der Aderlass empfohlen: im Februar etwa an der Hand, im April am Fuß und im September ohne Angabe eines Körperteils. In anderen spätmittelalterlichen (Bild-)Texten, z. B. Aderlassmännchen

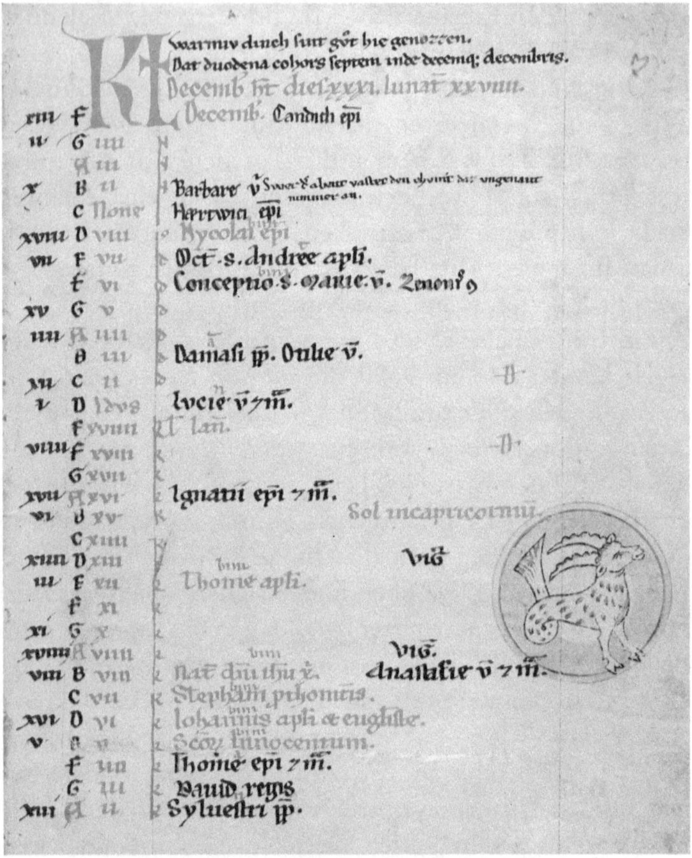

Abb. 5.1. Der Monat Dezember aus den Seckauer (Grazer) Monatsregeln, Universitätsbibliothek Graz, Ms. 287, fol.7r

oder Tierkreiszeichenfiguren, sind diese Informationen wesentlich detailreicher für Fachkundige aufbereitet; in der Seckauer Monatsregel gibt es dagegen nur kurze Angaben zu den Aderlässen. Solche blutigen Gesundheitspraktiken waren insbesondere an den Tag- und Nachtgleichen überregional verbreitet und wurden quasi routinemäßig auch in städtischen Badestuben durchgeführt.

Volkssprachliche Kurztexte, die das jeweilige Fachwissen stark vereinfachen und auch auf Gesundheitsprävention hinweisen, finden sich im Mittelalter häufig; sie tauchen sogar in ärztlichen wie chirurgischen Manualen als handschriftliche Eintragungen auf, wobei sie im Grunde heilkundliches Alltagswissen repräsentieren. Vormoderne Volksdiätetik basierte vermutlich auf wenigen Regeln, die an der Grenze zwischen Mündlichkeit und Schriftlichkeit angesiedelt waren. Als Handlungsanweisungen in Küche und Barbier- oder Badestube prägten sie sich ein und konnten zeit- sowie kostengünstig umgesetzt werden.

Der Erfolg weiterer verhältnismäßig einfacher diätetischer Regeln wie die bereits ausführlich dargestellten von Alvise Cornaro (s. Abschn. 4.3) oder William Banting (s. Abschn. 4.1) lassen erkennen, dass während der nachfolgenden Jahrhunderte auch bei einem gebildeten Publikum ein Interesse an einigermaßen simplen Gesundheitsratschlägen vorlag. Die im ausgehenden 19. Jahrhundert boomende Naturheilkunde zielte mit populären Schriften ebenfalls auf breite Leserschichten; dies gilt insbesondere für die in Millionen Exemplaren aufgelegten Bücher des ‚Wasserdoktors' Sebastian Kneipp (s. Abschn. 3.2). Dagegen erreichten komplexe oder auch intern umstrittene Vorschriften der ‚Vegetarianer' zeitgleich nur verhältnismäßig wenige Anhänger.

Untersuchungen zum Gesundheitsverhalten der Arbeiterschaft im 19. Jahrhundert zeigen, dass angesichts der allgemeinen Verelendung eine private Vorsorge vor Einrichtung eines betrieblichen oder gesetzlichen Krankenkassensystems praktisch keine Rolle spielte – obwohl körperliche Leistungsfähigkeit die wichtigste Voraussetzung für das tägliche Überleben war. Krankheit war gleichbedeutend mit „Arbeitseinstellung"; auch deshalb „war die „Krankheitsschwelle der Unterschichten äußerst hoch angesetzt" (Herrmann 1990, S. 49). Damit ist der Punkt gemeint, ab dem sie sich als krank empfanden oder bezeichneten. Sogenannte volksmedizinische Praktiken der Krankheitsbehandlung, vom Halswickel über die sogenannte ‚Dreckapotheke' bis zum Besprechen von Wunden, waren selbst dann noch verbreitet, als es Zugang zu Kassenmedizin (jedoch zunächst nicht für die Angehörigen) gab. Erst gegen Ende des Jahrhunderts organisierten Arbeiter eigene, vom Bürgertum abgesonderte Naturheil- und Turnvereine, die neben der Verbrüderung auch einem gesunden Leben dienen sollten.

Die Selbstsorge unterer Gesellschaftsschichten für Gesundheit jenseits staatlicher Maßnahmen (s. Abschn. 5.2) blieb auch im 20. Jahrhundert mutmaßlich prekär. Dies dürfte vor allem daran liegen, dass gerade im Bereich der Prävention der damalige Gesundheitsmarkt überwiegend privat organisiert war – und auch bis heute geblieben ist, wie die Zahlen zu Beginn dieses Kapitels verdeutlichen. Seit jeher kostenlos sind Optionen wie etwa allgemeine körperliche Bewegung oder der Verzicht auf schädlichen Konsum. Doch daneben gibt es auf dem aktuellen Markt eine historisch beispiellose Vielfalt an Möglichkeiten, Geld und Zeit nach Belieben zu investieren: für angeblich oder tatsächlich gesunde Lebensmittel, Medikamente, Nahrungsergänzungsmittel, körperliches Training oder Wohlbefinden.

Wie viele und welche Gruppen von Menschen in Deutschland oder Europa aktuell wie häufig solche Investitionen tatsächlich tätigen mit dem Haupt- oder Nebenziel, ihre Gesundheit zu verbessern, ist nur grob anhand von Umfragen und Selbstauskünften bekannt. Beispielsweise nutzen etwa 14 % der Deutschen Fitnessstudios, im Durchschnitt etwa einmal pro Woche. Aber nur 11% dieser Nutzenden (allerdings mit steigender Tendenz) sind über 60 Jahre alt, gehören also der Altersgruppe an, die das Training hauptsächlich aus Gesundheitsgründen absolvieren dürfte. Und über die soziale Schichtung aller Nutzenden ist praktisch nichts bekannt. Umgekehrt wird allerdings regelmäßig beklagt, dass untere Einkommensgruppen und insbesondere viele Empfänger von Sozialleistungen sich aufgrund geringer Haushaltbudgets und steigender Lebenshaltungskosten eine gesunde Ernährung und Lebensweise nicht leisten können; sie müssten beispielsweise auf kostengünstige hochverarbeitete Lebensmittel zurückgreifen, die trotz ausreichender Kalorienmenge zu einer Mangelernährung führen können. Darüber hinaus zeigt eine Studie des Robert-Koch-Instituts zur Gesundheit von Kindern und Jugendlichen in Deutschland, dass die Häufigkeit von geringer oder gar keiner sportlichen Aktivität in diesen Altersgruppen statistisch signifikant mit den Einkommensgruppen der Familien korreliert: je ärmer, desto inaktiver (Lampert/Kuntz 2019).

Abgesehen von den eingeschränkten finanziellen Möglichkeiten kennzeichnet vor allem diese Gruppen auch eine unzureichende Gesundheitskompetenz *(health literacy);* sie wiederum gilt als ein entscheidender Faktor für die derzeit um vier bis sieben Jahren geringere Lebenserwartung in den am stärksten benachteiligten Regionen Deutschland (Hoebel et al. 2025). Denn generell korreliert der Bildungsstatus noch mehr als die finanziellen Möglichkeiten mit der voraussichtlichen Lebenserwartung und den erwartbaren Jahren eines gesunden Lebens (Sauerberg 2021).

Dieser abschließende kurze Blick in die postmoderne Gesundheitsstatistik weist nach, was man für frühere Jahrhunderte aufgrund der medizinischen Quellen zwar nur vermuten, aber als plausibel annehmen kann: dass reiche und gebildete Menschen im Durchschnitt gesünder waren und länger lebten, weil sie durch ihr bewusstes oder unbewusstes Verhalten, aber vermutlich vor allem aufgrund besserer Ernährung, geringerer Arbeitsbelastung und Meidung von Gefahren ihre Gesundheit erhalten und fördern konnten. Und dass frühere, aber auch heutige Gesundheitssysteme dazu neigen, sich vor allem an diesen privilegierten Gruppen zu orientieren und der Gesundheit der Armen und Ungebildeten weniger Beachtung zu schenken. Aber es gab und gibt auch gegenläufige Entwicklungen:

5.2 Staatliche Gesundheitsfürsorge (Public Health) bis 1933

Die vormodernen Anfänge staatlicher Gesundheitsfürsorge und -prävention waren noch nicht auf das Problem der sozial ungleichen Gesundheitsversorgung gerichtet; vielmehr griff die Obrigkeit immer dann mit Anordnungen und Verboten ein, wenn das Gemeinwesen als Ganzes bedroht war. Ein klassisches Beispiel dafür sind Quarantänemaßnahmen bei Seuchengefahr, wie sie in spätmittelalterlichen Hafenstädten eingeführt wurden. Auch Verordnungen zur Überwachung, zur Examinierung und (erst ab dem 17. Jahrhundert) zur Ausbildung der Hebammen hatten das allgemeine Ziel, den erwünschten Nachwuchs insgesamt zu befördern, aber auch die Fortpflanzung in der Gesellschaft moralisch zu überwachen. Doch erst Ende des 18. Jahrhunderts entstanden unter dem Begriff *Medizinische Polizey* Verordnungen oder Vorschläge dazu, wie die Gesundheit von Menschen und Tieren von der Wiege bis zur Bahre zu schützen und dabei auch zu kontrollieren sei. Denn die Einwohner eines Territoriums waren nach den Regeln der Kameralistik als Soldaten und Steuerzahler für die spätabsolutistischen Regimes zu vermehren und im Geiste der Aufklärung zu zivilisieren. Dabei wurden ärmere Schichten nicht spezifisch benannt, aber regelmäßig als das ‚Volk' oder die ‚Bürger' erwähnt. Insbesondere aus einer veröffentlichten Rede des schon erwähnten Johann Peter Frank, eines der wichtigsten Autoren der *Medizinischen Polizey*, geht hervor, dass er das „Volkselend" (konkret dasjenige der Bauern ohne eigenes Land) als die „Mutter der Krankheiten" ansah (Frank 1960). Es sei eine zentrale Aufgabe des Staates, die sozialen und ökonomischen Ursachen von physischem Leid seiner Bürger zu beheben. Solche aufklärerischen Gesundheitsprogramme könnten übrigens auch mit der einsetzenden Säkularisierung in Zusammenhang gestanden haben: Wo bei den Eliten vertröstende Vorstellungen vom ewigen (gesunden!) Leben schwanden, da richteten sie ihr Augenmerk verstärkt auf die Vorsorge für ein möglichst gesundes Diesseits.

Nicht viele von diesen frühen rationalistischen Vorschlägen zur staatlichen Gesundheitsfürsorge wurden zeitnah umgesetzt – wenn überhaupt, dann vor allem der Bau und Betrieb von medizinischen und sozialen Einrichtungen (Krankenhäuser, Gebäranstalten, Invaliden- und Findelheime). Sie dienten häufig zwei Zwecken: der Unterbringung und Behandlung von Menschen, die sonst keine Pflege erhalten hätten, und zugleich der klinischen Ausbildung verschiedener Berufsgruppen. Beeinflusst von der *Medizinischen Polizey*, dem Geographen Alexander von Humboldt und dem Interesse einzelner Ärzte um 1800 entstand außerdem die Medizinische Geographie. Sie entwickelte ursprünglich hippokratische Epidemie-Konzepte empirisch weiter; Ziel war eine Topographie von Gesundheit und Krankheitslasten der Bevölkerung unter Berücksichtigung von lokalem Klima, Boden und Wasser (Laufer 2019, S. 63–82).

Überraschend schnell wurde in vielen Teilen Europas um 1800 die Pockenschutzimpfung (Vakzination mit Kuhpocken) als effektive Präventionsmaßnahme für breite Schichten eingeführt. Dazu trug bei, dass sie häufig von oben verfügt wurde – Adel und städtische Oberschichten hatten bereits Erfahrungen mit der schon im frühen 18. Jahrhundert bekannten Inokulation (Impfung mit Menschenpocken) gemacht und förderten oft euphorisch die neue, deutlich ungefährlichere Methode. Weil aber Appelle, sich impfen zu lassen, oft auf wenig Resonanz in der Bevölkerung stießen, wurde beispielsweise im Königreich Bayern schon 1807, also kurz nach dessen Gründung, ein Gesetz zur Pflichtimpfung erlassen. Andere Territorien in Deutschland und Europa folgten, und 1874 wurde die Pockenimpfung im gesamten deutschen Reich obligatorisch; in der Bundesrepublik galt diese Pflicht bis 1976/1983. Allerdings wurde sie nicht flächendeckend durchgesetzt; zumindest im 20. Jahrhundert entzog sich ihr oft mehr als ein Fünftel der Bevölkerung oder wurde aus medizinischen Gründen davon freigestellt (Thiesen 2017).

An der staatlich empfohlenen oder verordneten neuen Impfpraktik regte sich schon früh (aber keineswegs überall) Kritik. In einer bereits 1802 möglicherweise im Auftrag einer Anti-Vaccine-Society publizierten englischen Karikatur (Abb. 5.2; dargestellt ist insbesondere der Arzt und Erstbeschreiber der Pockenimpfung Edward Jenner im Ambiente des Londoner *Smallpox and Inoculation Hospital at St. Pancras*) wird beispielsweise die Idee kolportiert, mit Kuhpocken geimpfte Personen würden sich in Kühe verwandeln, also wortwörtlich ‚vertieren'. Verbreitet waren Vorstellungen, die Prozedur sei lebensgefährlich, nicht wirksam oder würde in die göttliche Vorsehung eingreifen (zur religiösen Kritik passend findet sich am oberen Rand im Bilderrahmen die Darstellung des abgöttischen Tanzes um das goldene Kalb; vgl. Exodus 32).

Doch die frühen Krankenhäuser und Impfungen änderten noch nicht viel am gesundheitlichen Zustand der ärme-

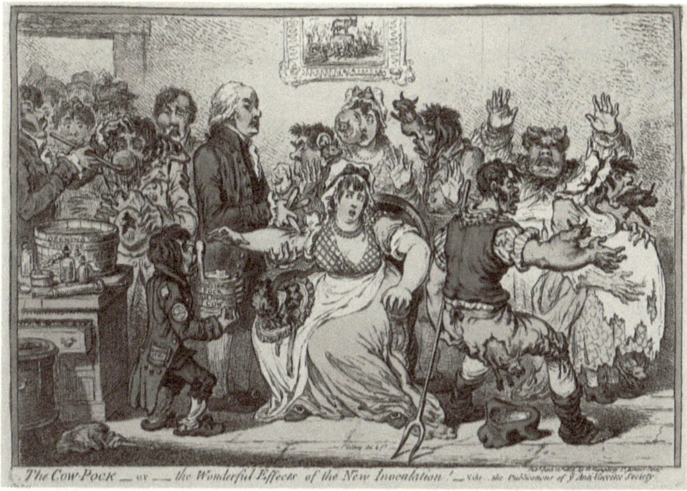
The Cow-Pock — or — the Wonderful Effects of the New Inoculation! — Vide. the Publications of ye Anti-Vaccine Society.

Abb. 5.2 „The Cow Pock", kolorierte Radierung von James Gillray, London 1802; Deutsches Medizinhistorisches Museum Ingolstadt, GT/0539

ren Bevölkerung. In der Folge waren es zunächst nichtmedizinische Maßnahmen – eine zunehmend gesicherte Ernährung (s. Abschn. 3.1) und ein beginnender Arbeitsschutz –, die mittelfristig zu einer Senkung der Sterblichkeit führten. Für die verelendete Arbeiterschaft wurden in verschiedenen europäischen Ländern seit dem frühen 19. Jahrhundert nach und nach Fabrikgesetze erlassen, die zunächst die Frauen- und Kinderarbeit und später auch die Wochenarbeitszeit insgesamt (minimal) einschränkten. Mit dem *Public Health Act* von 1848 setzte zuerst im United Kingdom eine staatliche Aufsicht u. a. über die Wasser- und Abwasserversorgung, die Straßenreinigung und Schlachthöfe ein. Die verheerenden Cholera-Pandemien im Europa des 19. Jahrhunderts triggerten in der zweiten Jahrhunderthälfte die bakteriologische, aber auch lokalgeographisch-hygienische Forschung zu ihren Ursachen und leitete die sogenannte Assanierung der Großstädte ein: Brunnen wurden geschlossen und stattdessen ein Trinkwasser- und Kanalisationsnetz aufgebaut; statt enger, schlecht durchlüfteter Altstadtgassen entstanden beispielsweise in Paris ab 1853 breite Boulevards. In sogenannten Wohnungs-Enquêtes untersuchten kommunale Kommissionen um die Jahrhundertwende die unzureichenden Wohnbedingungen der Ärmsten, indem sie beispielsweise die Kubikmeter verfügbarer Luft pro Bewohner quantitativ bestimmten.

Nach dem Vorbild Johann Peter Franks erkannten besonders zur Zeit der europäischen 1848er Revolution auch Ärzte den Zusammenhang zwischen Armut und Krankheit und prangerten das staatliche Versagen an. Vor allem der junge Rudolf Virchow war durch seine im gleichen Jahr durchgeführte Inspektionsreise in das von Typhus geplagte Oberschlesien für das Thema sensibilisiert worden. Von ihm stammt die programmatische Aussage: „Ärzte sind die natürlichen Anwälte der Armen" (Virchow 1848, S. 2). Das stimmte zwar grundsätzlich mit deontologischen Vorstellungen der zeitgenössischen Ärzteschaft überein, mündete aber bis dato nur selten in konkretes sozialpolitisches Handeln. Hilflose Arme waren auf die überkommene kommunale Armenfürsorge angewiesen; deren angestellte Armenärzte behandelten meist ambulant und konnten bei Unversorgten auch Einweisung in ein Hospital (falls vorhanden) vornehmen, was aber an den Ursachen der Krankheit und ihrer Verhütung nichts änderte.

Doch in der zweiten Hälfte des 19. Jahrhunderts engagierten sich vermehrt Ärzte auch für die Verbesserung der hygienischen Verhältnisse. In Deutschland geschah dies typischerweise in lokalen, regionalen oder gar nationalen Vereinen, wo Mediziner in Zusammenarbeit mit Technikern, Ingenieuren sowie Kommunen wesentliche Vorarbeiten für die Entwicklung der rasant wachsenden Städte leisteten. Ein prominentes Beispiel ist der Niederrheinische Verein für öffentliche Gesundheitspflege, der 1869 unter anderem von dem Kölner Arzt Eduard Lent (1831–1911) als Reaktion auf die zweite große Cholera-Epidemie in Köln gegründet wurde. Die angestoßenen staatlichen Maßnahmen kamen allerdings nicht nur ärmeren Schichten gesundheitlich zugute, sondern flankierten vor allem die rasche Urbanisierung in Deutschland und Europa mit Infrastrukturmaßnahmen sowie Kontrollen der Nahrungsmittelproduktion (z. B. durch die Einrichtung von zentralen Schlachthöfen).

Wesentlich gezielter auf die Gesundheit unterer Schichten wirkten Arbeiterkrankenkassen, die auch als „palliativer" Beitrag zur Lösung der ‚sozialen Frage' gedacht waren: Bereits 1845 genehmigte Preußen die lokale Gründung solcher freier oder auch Zwangs-Hilfskassen (Fabrik-, Werks-, Knappschaftskassen zur Krankenunterstützung, aber auch zur Witwenversorgung). Ab 1883 folgten rasch aufeinander die Einführung der gesetzlichen Kranken-, Unfall-, Alters- und Invalidenpflichtversicherungen, die anfangs nur etwa zehn Prozent, aber nach und nach immer weitere Kreise der Arbeitnehmerschaft einschlossen. Insbesondere die Krankenversicherung „hat nicht nur eine frühzeitige und zweckmäßige Behandlung der Versicherten ermöglicht, sondern sie hat auch eine sozialpädagogische Wirkung gehabt, indem sie half, die Arbeiter langsam an einen pfleglicheren Umgang mit der eigenen Gesundheit und an eine bessere Vorsorge gegen den Eintritt dauernder oder vorübergehender Erwerbsunfähigkeit zu gewöhnen" (Ritter 1983, S. 36). Nach einer kurzen Anlaufzeit waren die selbstverwalteten Ortskrankenkassen sozialistisch bzw. sozialdemokratisch beherrscht und favorisierten deshalb eine „präventive, auf die Veränderung krankmachender Lebensbedingungen abzielende Sozialmedizin"; dagegen vertraten die sogenannten Leistungsanbieter (Ärzteschaft und andere Heilberufe) schon damals „eine kurative Ausrichtung der medizinischen Versorgung“ (Alber 1992, S. 30).

Eine weitere Säule der Gesundheitsversorgung für Ärmere bildete nach 1900 die Sozialhygiene. Während die allgemeine Hygiene zeitgleich lokale Ursachenforschung mit naturwissenschaftlichen Methoden betrieb, richteten Kommunen verschiedenste Fürsorgestellen ein: zunächst für Schwangere und Säuglinge (s. Abschn. 3.1), Schulkinder (Unterricht in Zahnhygiene), Tuberkulosekranke und Alkoholiker, später auch für Krüppel, Geschlechtskranke sowie für Eheberatung. Kommunale Gesundheitsämter zur Koordinierung und Überwachung der Einrichtungen wurden gegründet. Zunehmend wurde eine breite Öffentlichkeit durch populärwissenschaftliche Darstellungen (Vorträge, Publikationen sowie die berühmte Hygiene-Ausstellung in Dresden 1911) mit dem Thema Gesundheit vertraut gemacht.

In der frühen Weimarer Republik sollte die Sozialhygiene unter sozialdemokratischer Ägide staatlicherseits nochmals deutlich ausgebaut werden. Dies stieß nicht nur auf Zustimmung: Der Deutsche Ärztetag wehrte sich beispielsweise 1927 einstimmig gegen eine „Ueberspannung der Befürsorgung und Ausdehnung derselben auf alle Volkskreise, alle Gebiete und jede Lebensperiode“ (zitiert nach Moser 2002, S. 127). Berufspolitisch setzte die Mehrheit der ärztlichen Standespolitiker auf eine Betreuung der Kranken durch niedergelassene Hausärzte. Staatliche Maßnahmen und Angebote wurden als Konkurrenz zur freien Praxis wahrgenommen und teilweise sogar als Versuch diskreditiert, das kommunistische Gesundheitssystem der frühen Sowjetunion einzuführen.

5.3 Volks-Hygiene im totalitären NS-Staat

Nach der nationalsozialistischen Machtergreifung 1933 änderten sich die Vorzeichen der staatlichen Gesundheitsförderung dramatisch. Statt der als kommunistisch oder sozialdemokratisch diskreditierten Sozialhygiene wurde ‚Rassenhygiene' zum Leitbegriff, ein von dem Arzt Alfred Ploetz bereits 1895 geprägter Terminus für Eugenik. Interessanterweise suchte Ploetz allerdings in dieser Anfangszeit noch einen engen Schulterschluss zwischen Rassenhygiene und Sozialismus; deshalb behauptete er (anders als radikale Eugeniker, die im sozialen Elend ein erwünschtes Selektionsmittel gegen die Schwachen sahen), dass die Bekämpfung der vom Kapitalismus hervorgebrachten Armut insgesamt sogar einen positiven Einfluss auf den geforderten Selektionsprozess habe. Doch spätestens im ‚Dritten Reich' mutierte die deutsche Rassenhygiene zu einer Radikalvariante der internationalen Eugenik-Bewegung. Unter der Maßgabe, dass „Volkswohl" und „Volksgesundheit" Vorrang vor dem Wohl der einzelnen haben sollten, führte sie nicht nur zu einschneidenden Eingriffen in die persönliche Freiheit, sondern auch in die körperliche Unversehrtheit und den staatlich gebotenen Lebensschutz: Das „Gesetz zur Verhütung erbkranken Nachwuchses" (1933) regelte die Sterilisierung angeblich „Erbkranker" (insbesondere geistig und körperlich Behinderter und Alkoholiker) und erlaubte ab 1935 sogar die Abtreibung mutmaßlich geschädigten Nachwuchses. Ebenfalls schon 1933 erhielten Klinikdirektoren zum Beispiel in Bonn Anweisung, aus Kostengründen stationäre Behandlungen von „Menschen, die dem Staate und der Volksgemeinschaft nichts mehr leisten", zu vermeiden (Forsbach 2006, S. 18). Und bereits vor den geheimen, weil illegalen

Euthanasieaktionen während des Zweiten Weltkriegs begann in psychiatrischen Anstalten das Hungersterben. Neben diesen menschenverachtenden Maßnahmen einer negativen Eugenik brüsteten sich Partei und Staat mit positiv eugenischen, pronatalistischen Vorhaben: insbesondere mit Ehestandsdarlehen und Kindergeld für einkommensschwache Familien sowie mit dem Lebensborn e. V. für unverheiratete Schwangere aus dem SS-Umfeld.

Die meisten dieser ‚hygienischen' Maßnahmen zielten nicht explizit auf ärmere Menschen, doch waren wohlhabendere Schichten zumindest anfangs davor eher geschützt. Obdachlose, Bettler und Prostituierte hingegen wurden als ‚Asoziale' und ‚Arbeitsscheue' diskriminiert und oft in Konzentrationslager eingeliefert. Insgesamt zielte das totalitäre System auf eine bürokratische Erfassung des gesamten ‚Volkskörpers durch die staatlichen Gesundheitsämter in einer Art ‚Gesundheitskataster', wobei in die ‚erbbiologische Bestandsaufnahme' auch konkrete gesundheitliche Einschränkungen einflossen.

Der um die Volksgesundheit bemühte NS-Staat maß – in erster Linie mit dem Ziel der Leistungssteigerung zur militärischen Ertüchtigung, aber auch aus Kostengründen – der Prävention von Krankheit hohen Stellenwert bei. Neben den bekannten Kampagnen gegen Rauchen und Alkohol (s. Abb. 5.3) wurden gesunde Ernährung (vgl. Abschn. 3.2) und sportliche Betätigung in den Mittelpunkt gerückt. Mit dem KfF-Programm („Kraft durch Freude") der Deutschen Arbeitsfront sollten auch Arbeiter Zugang zu Erholung und Bildung erhalten; flankierend dazu gab es mehr Urlaub.

Medizinische Reihenuntersuchungen fanden nicht erst im NS-Staat, sondern bei Musterungen zum Militärdienst bereits seit dem 18. Jahrhundert statt. Die sozialhygienischen Fürsorgestellen der 1920er Jahre (s. o.)

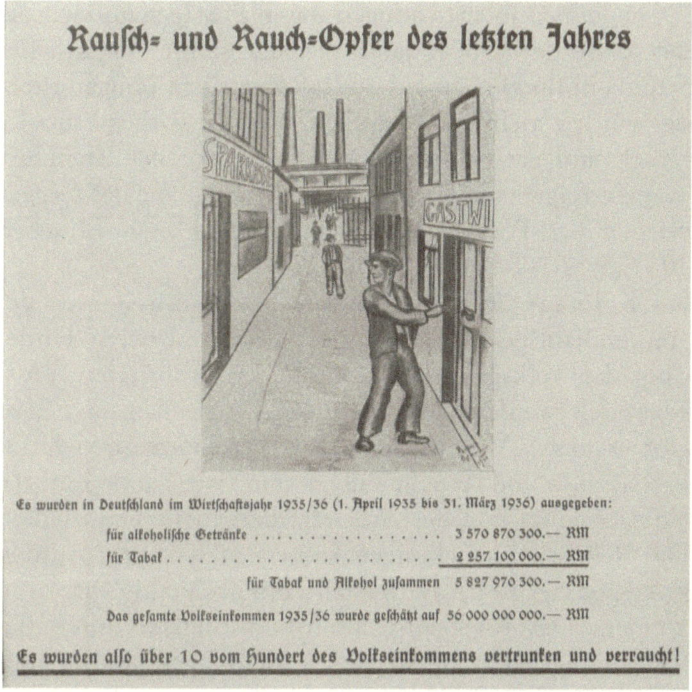

Rausch- und Rauch-Opfer des letzten Jahres

Es wurden in Deutschland im Wirtschaftsjahr 1935/36 (1. April 1935 bis 31. März 1936) ausgegeben:

für alkoholische Getränke	3 570 870 300.— RM
für Tabak	2 257 100 000.— RM
für Tabak und Alkohol zusammen	5 827 970 300.— RM
Das gesamte Volkseinkommen 1935/36 wurde geschätzt auf	56 000 000 000.— RM

Es wurden also über 10 vom Hundert des Volkseinkommens vertrunken und verraucht!

Abb. 5.3 Titelseite der Zeitschrift *Neuland* vom 25.10.1936

untersuchten demgegenüber lediglich Menschen, die zu ihnen kamen oder ihnen gemeldet wurden. Doch Mitte der 1930er Jahre wurde in Brasilien ein Schirmbildverfahren entwickelt, das erstmals ein ungezieltes Screening auf Tuberkulose mithilfe der Röntgenreihenuntersuchung ermöglichte. 1938–42 wurden auf dieser Grundlage in einigen Regionen des Deutschen Reiches immerhin fünf Millionen Einwohner untersucht; nach dem Zweiten Weltkrieg etablierte sich das Verfahren in allen Besatzungszonen und beiden deutschen Staaten bis Mitte der 1980er Jahre (Romberg 2011).

Die Reihenuntersuchungen waren aber (genauso wie die seit Mitte der 1930er Jahre neu eingeführte Diphtherie-Schutzimpfung) während der NS-Zeit nicht obligatorisch; sie wurden vielmehr öffentlich breit beworben; sozialer Druck und das Schüren von Ängsten vor der Krankheit waren erfolgreicher als gesetzlicher Zwang, wie das Gegenbeispiel der Pockenschutzpflichtimpfung zeigt (Thießen 2017, S. 161–64).

Ob ärmere Schichten in den ersten sechs Jahren des ‚Tausendjährigen Reiches' von der angestrebten Förderung der Volksgesundheit tatsächlich profitierten, muss bezweifelt werden. Belastbare statistische Angaben dazu gibt es nicht. Viele Maßnahmen beschränkten sich auf Propaganda und Appelle oder waren (wie die berühmten KdF-Urlaube) von der Arbeiterschaft nicht finanzierbar. Die Reihenuntersuchungen kamen zu spät und wurden kriegsbedingt zu früh eingestellt, um nachhaltig wirken zu können. Der Rückgang der Arbeitslosigkeit durch Beschäftigungsmaßnahmen und Vertreibungen könnte indirekt gesundheitsförderlich gewirkt haben, die Kriminalisierung der Prostitution eher nicht. Hingegen ist eindeutig nachweisbar, dass zumindest in den Kriegsjahren chronisch Kranke (die häufiger arm sind) seltener und kürzer in Krankenhäusern behandelt wurden (Schäfer/Mallmann 2005). Die mutwillige Entfesselung und Ausweitung des Weltkriegs in den zweiten sechs Jahren machten durch direkte Opfer, Mangelernährung und den Zusammenbruch des öffentlichen Gesundheitssystems ohnehin alle volkshygienischen Fortschritte zunichte.

5.4 Privatisierung versus Sozialisierung der Gesundheitsversorgung nach 1945

Die ersten Jahre nach Ende des Zweiten Weltkriegs in Europa waren bekanntlich von Hunger und großer materieller Not bestimmt und forderten vonseiten der zunächst vier Militärregierungen entsprechende Maßnahmen auch im hygienischen Bereich. An erster Stelle standen die notdürftige Wiederinbetriebnahme von Krankenhäusern und anderen Gesundheitseinrichtungen sowie seuchenpolizeiliche Maßnahmen gegen die wiederaufgeflammten Epidemien Diphterie, Typhus, Ruhr, Tuberkulose, Syphilis und Gonorrhoe. Ähnlich wie in der Weimarer Republik wurden z. B. in Berlin Fürsorgestellen zur Tuberkulosediagnostik eingerichtet. Organisation und Aufsicht über das Gesundheitswesen gingen nach und nach an die zivilen deutschen Behörden über.

Die allmählich vollzogene Teilung Deutschlands führte auch zu getrennten und teilweise konträren Gesundheitssystemen – und damit in gewisser Weise zu einem Massenexperiment, welche Art von Gesundheitsversorgung förderlicher für die Gesamtbevölkerung ist. Weil Krankheiten häufiger den ärmeren Teil dieser Bevölkerung treffen, war es auch ein Experiment zu der Frage, wie untere Schichten am gesundheitlichen Fortschritt in der zweiten Hälfte des 20. Jahrhunderts teilhaben konnten.

Nach sowjetischem Vorbild, aber auch nach sozialdemokratischen Vorstellungen aus der Weimarer Republik entwickelte *die aus der SBZ entstandene DDR* ein eigenes Gesundheitssystem. Es war weitgehend in staatlicher Hand sowie (abgesehen von geringen Sozialversicherungsbeiträgen) für alle unentgeltlich und wurde entsprechend den

Vorgaben der Planwirtschaft organisiert. Neben stationären Einrichtungen entstand ein ambulantes System von Polikliniken, Ambulatorien, Gemeindeschwestern und (für Industriearbeiter besonders wichtig!) betriebsärztlicher Versorgung, während noch vorhandene ärztliche Privatpraxen und -apotheken immer weiter zurückgedrängt wurden. Hygiene und Prävention standen deutlich im Vordergrund, was sich nicht nur an den oben bereits erwähnten Pflichtimpfungen und Reihenuntersuchungen zeigte, sondern auch an dem besonderen Schutz für Schwangere, Mütter sowie Kinder und Jugendliche. Dieses System bescherte der DDR im internationalen Vergleich gute bis sehr gute Kennziffern bei der Zurückdrängung von Infektionskrankheiten sowie der Minimierung von Mütter- und Säuglingssterblichkeit. Auch chronisch Erkrankte wurden schon früh in spezialisierten Behandlungseinrichtungen systematisch betreut (Bruns 2023, S. 26).

Die Nachteile dieses Gesundheitssystems sind bekannt und traten zunehmend in den Vordergrund: Es forderte immer größere Zuschüsse aus dem Staatshaushalt, war aber insgesamt trotzdem ineffizient, unterfinanziert und konnte mit dem medizinisch-technischen Fortschritt auf die Dauer nicht mithalten. Die Lücken beim Fachpersonal, das zunehmend unzufrieden war und häufiger in den Westen übersiedelte, waren kaum zu schließen. Viele Bauten waren in einem katastrophalen Zustand; infolge Materialmangels musste fortwährend improvisiert werden. Und durch eine streng abgesonderte Gesundheitsversorgung für bestimmte Eliten, insbesondere Funktionäre, gab es auch in der DDR ein Mehrklassensystem. Zwar wurden aus ideologischen, aber auch ökonomischen Gründen die im 19. Jahrhundert noch verelendete Industriearbeiterschaft finanziell bevorzugt und durch die Betriebsmedizin wohl so gut wie noch nie zuvor versorgt. Aber ‚unproduktive' Mitglieder der

Gesellschaft, insbesondere Rentner/-innen und Behinderte, waren medizinisch deutlich schlechter gestellt; sie bildeten diesbezüglich weiterhin ein Prekariat. Und anhand der überlieferten Eingaben und Beschwerden beim Staatsrat der DDR ist die Diskrepanz zwischen Anspruch und Wirklichkeit im sozialistischen Gesundheitssystem gut dokumentiert (Bruns 2023).

In *Westdeutschland* konnte der öffentliche Gesundheitsdienst langfristig nicht die Rolle behalten, die er in der ersten Hälfte des 20. Jahrhunderts noch besessen hatte. Nicht zuletzt unter dem Einfluss lobbyierender ärztlicher Verbände wurde vielmehr die Gesundheitsversorgung dem staatlichen Zugriff zunehmend entzogen und weitgehend auf die Behandlung vorhandener Leiden fokussiert (kuratives Prinzip). Dazu trug auch die abnehmende Bedrohung durch Infektionskrankheiten bei, von denen die wichtigsten nach und nach durch Impfungen (Poliomyelitis, Masern) verhindert oder durch Chemotherapie (Tuberkulose) und Antibiose effektiv behandelt werden konnten. Aber die neueren Impfungen wurden in der Bundesrepublik gegenüber anderen Industrieländern verzögert eingeführt. Bei den frühen Polio-Kampagnen (1957/62) impften Gesundheitsämter beispielsweise noch erfolgreich in Schulen, wo fast alle Kinder erreicht werden konnten. Dagegen empfahl die erst in den 1970er Jahren eingerichtete Ständige Impfkommission die eigentlich schon 1963 bereitstehende Masernimpfung erst 1976, und spätestens seit den 1980er Jahren verlagerte sich das Impfgeschehen in die Privatpraxen der Haus- und Kinderärzte: Im Zentrum des öffentlichen Interesses stand die ‚Individualprophylaxe', die aber bei weitem nicht alle Bedürftigen erreichte.

Zwar gab es ab 1961 ein Gesundheitsministerium; es wurde aber selbst im Wochenmagazin SPIEGEL (48/1961) als überflüssige „Verlegenheitsbehörde zur Befriedigung der

Frauenwünsche" angesehen (Körner 2021, S. 47); befürchtet wurde einmal mehr eine „Verstaatlichung der Gesundheitspflege". Doch immerhin bewirkte die gescholtene Institution, dass ab 1963 Vorsorgeuntersuchungen für Schwangere (in der BRD der sogenannte Mutterpass) eingeführt wurden – finanziert als Kassenleistung ab 1965, allerdings deutlich später als in der DDR (1952). Diese Maßnahme war auch dringend erforderlich, denn in der frühen BRD war die Mortalität von Frauen und Kindern unter der Geburt bis Mitte der 1960er deutlich höher als in anderen Industrienationen: 1960 gab es in Westdeutschland noch etwa 35 kindliche und ein mütterlicher Sterbefall *pro 1000 Geburten* (2023 waren es nur noch 300 bzw. fünf Sterbefälle *pro 100.000 Geburten!*). Die Durchführung der Vorsorge wurde trotz allem auch hier den ambulanten Fachärzten überlassen, den niederschwellig arbeitenden Hebammen aber nicht zugestanden. Wohl auch deshalb nahmen noch 1977 erst 30 % der Schwangeren alle zehn regulär ihnen zustehenden Untersuchungen in Anspruch.

Ab 1969 bis 1991 gab es in der BRD erneut kein eigenständiges Gesundheitsministerium; deshalb wurde – typischerweise während der sozialliberalen Koalition unter Willy Brandt – die Kostenübernahme von Früherkennungsuntersuchungen für Kinder (zunächst nur bis zum 4. Lebensjahr), Frauen (Gebärmutterhals- und Brustkrebs) und Männern (Prostata- und Enddarmkrebs) durch die Gesetzliche Krankenversicherung ab Juli 1971 als Gesetz federführend vom Bundesministerium für Arbeit und Sozialordnung eingebracht. Und auch hier boten zunächst nur ambulant tätige Ärztinnen und Ärzten die Untersuchungen auf Nachfrage an („opportunistisches Screening"), sodass noch gegen Ende der 1990er Jahre nur etwa 50 % der Frauen und 13 % der Männer davon Gebrauch machten. Systematische Einladungen zu Screenings wurden erst ab 2005 üblich.

Der schwierige Paradigmenwechsel von der kurativen zur präventiven Medizin dauert im vereinigten Deutschland auch heute noch an. Trotz einem der teuersten Gesundheitssysteme der Welt ist der Gesundheitszustand der Bevölkerung im Vergleich zu anderen Industrieländern nur mittelmäßig: So gut hierzulande die Versorgung im einzelnen Krankheitsfall auch sein kann, im Blick auf durchschnittliche Krankheitslast und Lebenserwartung schneidet das Land vergleichsweise schlecht ab. Leider „weisen Geburtsjahrgänge ab 1975 höhere gesundheitliche Beeinträchtigungen auf als die Generation davor [...] Sie erkranken eher früher im Lebensverlauf und verbringen mehr Lebensjahre in beeinträchtigter Gesundheit als die Generation ihrer Eltern vor 20 Jahren. In Deutschland ist dieser Trend besonders ausgeprägt. Zentrale Treiber dieser Entwicklung scheinen vor allem Adipositas und Typ-2-Diabetes zu sein“ (Public Health Index 2025, S. 8). Typischerweise werden in Deutschland solche negativen Trends unter den Leitbegriffen Selbstverantwortung und Freiheit einem individuellen Fehlverhalten zugeschrieben (vgl. Abschn. 4.1). Aber „viel Leid ließe sich verhindern, wenn Prävention nicht als Privatsache, sondern als politische Aufgabe betrachtet würde [...] Wir sind zu sehr auf Reparaturmedizin konzentriert und vergessen, wie wichtig Vorbeugung ist“ (Barbara Bitzer, Geschäftsführerin der Deutschen Diabetes Gesellschaft, in Berndt et al. 2025). Dementsprechend weist der Public Health Index (2025) des Deutschen Krebsforschungszentrums und des AOK-Bundesverbandes Deutschland in den Bereichen Tabak-, Alkohol- und Ernährungspolitik die hintersten Plätze unter 18 nord- und mitteleuropäischen Ländern zu. Insbesondere sind Tabak- und alkoholhaltige Produkte sowie zuckerhaltige Getränke vergleichsweise zu günstig, zu leicht erhältlich und werden zu häufig beworben. Immer noch setzt die aktuelle Bundespolitik nur auf Information über gesundes Verhalten, „auf

Appelle an die Eigenverantwortung, auf freiwillige Maßnahmen der Industrie, auf die Verantwortung der Bundesländer oder einzelne Projekte, die zumeist aber nur diejenigen erreichen, die sich ohnehin gesundheitsbewusst verhalten" (ebd., S. 3). Insofern zeigt die aktuelle Präventionspolitik noch deutliche Parallelen und Kontinuitäten zur ‚privatisierenden' Gesundheitspolitik der frühen Bundesrepublik.

Wer kann sich das leisten? Im Blick auf das Thema dieses Kapitels ist also Gesundheit, insbesondere ihre Vorbeugung und Erhaltung, aktuell nicht mehr (nur) eine Angelegenheit individueller Kaufkraft und Kompetenz (*health literacy*, s. o. Abschn. 5.1), sondern mehr denn je eine Frage des kollektiven Schutzes vor Gefahren. Hier gilt beispielsweise in den Bereichen von Katastrophen, Arbeit, Ernährungssicherheit oder Mobilität eine Pflicht zur Abwehr durch die öffentliche Hand, die besonders die jeweils Benachteiligten und Bedrohten in den Blick nimmt. Wer aufgrund seiner Herkunft, seines Milieus, seiner Tradition oder seiner Bildung Gesundheitsgefahren nicht ausreichend wahr- oder ernst nehmen kann, sollte deshalb durch verhältnismäßig einfache, aber sehr wirkungsvolle und international erprobte Maßnahmen mehr als bisher vor Gesundheitsgefahren geschützt werden: durch Werbeverbote, Steuererhöhungen und eingeschränkte Zugänglichkeit. Etwas anderes kann sich eine sich weiterentwickelnde Gesellschaft im 21. Jahrhundert eigentlich nicht mehr leisten.

6

Gesundheitspraxis zwischen Wissen und Meinen

Gegen einen Glauben, der sich von der Antike bis in die heutige Zeit erhalten hat, dürfte indessen kein wissenschaftliches Kraut gewachsen sein.

Robert Bublak (2023)

„Eine streng wissenschaftliche Diätetik ist bis jetzt noch unmöglich.“ Völlig unvermittelt entfährt dem renommierten Pathologen Rudolf Virchow (1868, S. 40) diese Bemerkung in seinem publizierten Übersichtsvortrag „Ueber Nahrungs- und Genußmittel“ beim Berliner Handwerker-Verein, und er begründet sie dort auch nicht weiter. Vielleicht war der damalige „Papst der Medizin“ (Ackerknecht 1992, S. 117), der für seine exakte Forschung an Präparaten und Leichen berühmt war, mit dem Thema letztlich unzufrieden. Denn es gab trotz beträchtlicher Fortschritte in der Grundlagenforschung (vgl. Abschn. 3.1) noch viele Fragen

D. Schäfer, *Warum es uns so schwerfällt, gesund zu leben*,
https://doi.org/10.1007/978-3-662-73781-1_6

zur Ernährungspraxis, die bis dato nur auf der Basis spekulativer Hypothesen oder krasser Empirie beantwortet wurden. Das zeigen auch Virchows vorausgehende Einlassungen zur vegetar(ian)ischen Ernährung (vgl. Abschn. 3.2), die ihn auf unsicheres Terrain führten.

Die weitere historische Entwicklung führte auch zu einem Ende der traditionell umfassenden Diätetik innerhalb der Medizin. Ernährung wurde fortan vorwiegend in alternativ- und komplementärmedizinischen Zirkeln thematisiert oder ihre Bestandteile reduktionistisch in immer spezielleren Untersuchungen der Ernährungswissenschaft analysiert. Letztere etablierte sich als eigene Disziplin praxisorientierter, angewandter Grundlagenforschung in Deutschland infolge der Ernährungskrise während und nach dem Ersten Weltkrieg (Spiekermann 2024).

In diesem Kapitel soll nun gezeigt werden, wie die Geschichte des gesunden Lebens sowohl von rational hergeleitetem Wissen als auch von empirisch begründeten Meinungen der Akteure geprägt ist. Dabei changiert Gesundheit im Spannungsfeld zwischen dem epistemischen Anspruch der Medizin (Abschn. 6.1), ungeprüften Empfehlungen für die Praxis (Abschn. 6.2), dem Wunsch nach objektiv kontrollierbaren persönlichen Regeln (Abschn. 6.3) und spontanen Entscheidungen für (un)gesundes Verhalten (Abschn. 6.4).

6.1 Gesundheit als Gegenstand rationaler medizinischer Wissenschaft

Nicht erst seit der Etablierung und Institutionalisierung von Gesundheitswissenschaften (in Deutschland abgegrenzt von der Humanmedizin, z. B. seit 1994 als eigene Fakultät in Bielefeld) wird versucht, das gesunde Leben bzw. das Gesunde rational zu verstehen und dazustellen. Rationalität ist ein konstitutives Merkmal zumindest der westlichen Moderne. Aus soziologischer Sicht führt deshalb die rational begründete Deutungshoheit darüber, was gesund und krank ist, zu Prestige- und Machtgewinn und trägt zur Professionalisierung einer Disziplin bei. Die Geschichte der Medizin könnte insofern auch als eine Geschichte ihrer Gesundheitskompetenz betrachtet werden.

Tatsächlich hatte sich auch schon die vormoderne Heilkunde (ausgehend von der Naturphilosophie, aber auch von der antiken Begeisterung für physisches Training und Athletik) regelmäßig um ein rationales Gesundheitsverständnis bemüht: Sie definierte Gesundheit vor allem als körperliches Optimum und zugleich als wesentliches Ziel medizinischen Handelns. Ferner gab sie mit den *Res non naturales* die aus ihrer Sicht relevanten Einflussfaktoren für ihren Erhalt an (s. Abschn. 2.3–2.5). Der galenischen Medizin gelang es außerdem, ein System von Abstufungen einzuführen, die den gedanklichen Raum zwischen Gesundheit und Krankheit (*ne-utrum;* vgl. Bergdolt 1999, S. 108) ausfüllten; Frauen, alten oder rekonvaleszenten Menschen wurde zum Beispiel nur eine reduzierte Gesundheit zugesprochen.

Andererseits integrierte die vormoderne Heilkunde durchaus auch meta-physische Komponenten, die aber ebenfalls in ein weitgehend rationales Deutungssystem eingebunden waren: Die Erhaltung der Gesundheit *(hygíeia)* war nicht nur ein Fachgebiet der Heilkunde, sondern figurierte selbstverständlich auch als Göttin, die die natürliche Körperbeschaffenheit und das Wachstum *(physis/natura)* des Menschen schützt. *Physis/Natura* wiederum repräsentierten ebenfalls als Gottheiten das Prinzip des Lebens: Fruchtbarkeit, schöpferische Kraft, aber auch die natürliche Ordnung. Diese antike Mythologie findet implizit auch in medizinische Texte aus dem Corpus Hippocraticum Eingang, beispielsweise in die *Epidemien* (6, 5, 1; V 314 L.), wo Natur durch die sprachlich ausgedrückte Mehrzahl durchaus auch individualisiert und personalisiert wird: „Die Naturen sind die Ärzte der Krankheiten.“ Das bedeutet: Im einzelnen Menschen entscheidet die Stärke einer ihm mutmaßlich angeborenen oder eingegebenen Naturkraft, ob eine Krankheit überwunden werden kann. Vormoderne Ärzte verstanden sich deshalb lediglich als Unterstützer einer heilenden Natur: *medicus curat, natura sanat* („der Arzt pflegt/kümmert sich, die Natur heilt“).

Auch jenseits der Medizin trat im christlichen Mittelalter eine allegorische *Natura* in Szene: als Geschöpf, Schülerin, Helferin oder sogar Stellvertreterin *(prodea)* Gottes war sie Gegenspielerin von *Mors* (dem personifizierten Tod) oder der Schicksalsgöttin Atropos. Als *Natura magica* sollte sie im Verborgenen durch rational nicht erklärbare Eigenschaften etwa von Pflanzen oder Steinen wirken.

Doch in der aufziehenden Moderne beklagte schon der Dichter und Arzt Friedrich Schiller am Beispiel der Natur sinngemäß die zunehmende „Entzauberung der Welt“ (Max Weber 1917):

> Unbewusst der Freuden, die sie schenket, […]/Fühllos selbst für ihres Künstlers Ehre,/Gleich dem toten Schlag der Pendeluhr,/Dient sie knechtisch dem Gesetz der Schwere,/ die entgötterte Natur.
>
> *Die Götter Griechenlands,* 1788

Mit der Degradierung der Natur vom mächtig handelnden Subjekt zum ‚dienenden‘, untersuchbaren Objekt wurde in der Moderne auch die Gesundheit als eigenständige Wirkmacht „entzaubert“. Zugleich wandelte sich die rational-metaphysische Heilkunde weitgehend in eine naturwissenschaftlich orientierte Medizin, in der bis heute Pathologie und Therapie eine deutlich größere Rolle spielen als die rationale Erfassung von Gesundheit. Selbst die gegenwärtige Subdisziplin Hygiene ist keine Gesundheitslehre im wörtlichen, umfassenden Sinne, sondern zielt im Wesentlichen auf die Abwehr von Gesundheitsgefahren, insbesondere den Infektionsschutz. Die Rationale heutiger Medizin geht nämlich davon aus, dass allein schon mit Verhinderung oder Beseitigung des Pathologischen der Mensch *gesund bleibt* oder *wird* – das genügt für die Kernaufgaben einer Heilkunde. Etwas näher an die Erfassung von Gesundheit rücken die Grundlagenwissenschaften Anatomie und Physiologie, indem sie den strukturellen Aufbau des ‚normalen' Körpers und die ‚natürlichen' Lebensvorgänge und Funktionsweisen im Organismus erforschen. Aber angesichts der Komplexität und der Anforderungen an Reproduzierbarkeit, Präzision und statistischer Relevanz geschieht dies vor allem im Labor und häufig mit Tierversuchen, die vermutlich nur einen reduktionistischen Blick auf das komplexe Phänomen menschlicher Gesundheit geben können.

Krankheit und damit indirekt auch Gesundheit galten außerdem in der modernen Medizin seit dem frühen 19. Jahrhundert als überindividuell erfassbare Erscheinungsformen; man nahm also an, dass beispielsweise Tuberkulose bei allen Erkrankten klinisch (und später auch im Blick auf den mikrobiologischen Erreger) grundsätzlich dieselben Merkmale aufweise, und anhand dieser sei die Erkrankung auch zu diagnostizieren. Im 20. Jahrhundert hat sich dieser Blick auf Krankheiten als streng objektive Entitäten teilweise modifiziert: Es ist inzwischen klar, dass das individuelle Immunsystem des Menschen zum Beispiel aufgrund unterschiedlicher Erbanlagen durchaus unterschiedlich auf potenzielle Schädigungen reagiert, weshalb Krankheitserscheinungen ebenfalls unterschiedlich ausfallen können. Exemplarisch zeigt eine Immunschwäche wie AIDS, welche sonst kaum bekannten Krankheiten und Symptome bei einer veränderten Körperabwehr entstehen können. Aber auch unabhängig von Immunfaktoren bringt die körpereigene genetische Vielfalt, bedingt durch Varianten und Mutationen der Erbanlagen, plurale Krankheitsformen hervor: Beispielsweise ist die Zahl der Typen von Krebserkrankungen und -behandlungsformen explodiert, seit genetische Analysen die Zuordnungen spezifizieren, diversifizieren oder gar auf eine neue Grundlage stellen. In Konsequenz versucht eine sogenannte personalisierte Medizin (besser: Präzisionsmedizin) Therapien für immer kleinere Patientengruppen (im Extremfall sogar: Individuen) zu entwickeln. Es ist interessant, wie diese Ergebnisse rationaler naturwissenschaftlicher, insbesondere genetischer und molekularbiologischer Forschung Parallelen zur spekulativ-vormodernen subjektbezogenen Sicht auf Patienten und deren Erkrankungen aufweisen.

Von der subjektbezogenen Krankheit war und ist es im Umkehrschluss nur ein kleiner Schritt zur subjektbezogenen Gesundheit. Plausibel wäre, wenn es (wie in der Vormoderne angenommen) viele, womöglich abgestufte Formen von Gesundheit, also gewissermaßen plurale ‚Gesundheiten' gäbe. Und in der Tat gibt es wenigstens erste Ansätze einer ‚personalisierten' (zielgerichteten) Prävention, etwa durch abgestufte Früherkennungsmaßnahmen je nach persönlichem Risiko: Chronische Raucher haben demnach (im Gegensatz zu Nichtrauchern) zukünftig Anspruch auf ein Lungen-CT. Noch im Bereich der Utopie liegen allerdings KI-gesteuerte Risikoabwägungen zukünftiger Gesundheit, aufgrund derer beispielsweise ein individuelles Maß an schädlichen Genussmitteln oder Übergewicht bei diesem oder jenem genetischen Profil zugestanden werden kann. Allerdings trifft die heutige rationale Medizin weiterhin keine substanziellen Aussagen zur Gesundheit. Doch welche Position nehmen diesbezüglich Wissenschaften ein, die keinen unmittelbaren Fokus auf Krankheit haben?

Insbesondere die relativ jungen Sportwissenschaften äußern sich dazu. Sie verdanken ihr Entstehen dem neuen Bedürfnis von Spitzen- und Breitensport nach nicht allein naiv-empirischer, sondern wissenschaftlich fundierter Beratung. Im Zuge einer Annäherung an den (New-)Public-Health-Kontext bieten sie mittlerweile auch zahlreiche Studiengänge mit dem Fokus auf Gesundheit und Bewegung, Prävention und Rehabilitation an. Und in der Tat zeigen einige Fragestellungen aus diesem Themenspektrum einen differenzierten und differenzierenden Blick auf Gesundheit:

> Wie geht man mit alten Menschen im Sport um, wie hoch, wie lange und wie oft und in welcher Form darf oder muß man sie belasten, daß sie davon auch gesundheitlich profitieren? Unter welchen Bedingungen sind sportliche Aktivitäten überhaupt gesundheitlich wirksam? Wie gestaltet man ein erfolgreiches Training im Hochleistungssport? Dürfen und sollen Frauen Mittel- und Langstrecken laufen, wovon Ärzte ihnen – obwohl sie dies gerne wollten – abrieten? […] Wie nutzt man die Möglichkeiten des Sports in der Rehabilitation von Infarkt-Patienten? (Grupe 1996, S. 364)

Diese kleine Aufzählung zeigt, dass es offensichtlich verschiedene rational zu bestimmende Gesundheitsziele und -formen gibt, die mit (Gesundheits-)Sport und einem aktiven Lebensstil verfolgt werden können. Es ist nun interessant, dass gerade Sportwissenschaftler/-innen sich in den letzten Jahrzehnten bei der Diskussion von Gesundheitsmodellen (s. Einleitung zu Kap. 1) immer wieder an den breit angelegten WHO-Gesundheitsdefinitionen orientieren, die ja von der Medizin eher kritisch betrachtet werden (vgl. Wagner/Brehm 2008): Gesundheit wäre dann zunächst einmal nach der 1948 verabschiedeten, eher statischen Formel ein Zustand vollständigen körperlichen, geistigen und sozialen Wohlergehens und nicht nur die Abwesenheit von Krankheit (Abgrenzung vom *negativen* Gesundheitsbegriff; immerhin wurde hier schon multidimensional gedacht). Knapp 40 Jahre später betonte die Ottawa-Charta der WHO von 1986 ein dynamisches Verständnis von Gesundheit; sie sei nicht das unerreichbare Ziel, sondern eine fortwährend zu fördernde *positive* Ressource des alltäglichen Lebens. Dabei soll sie neben Fähigkeiten auch soziale und individuelle Kraftreserven und Schutzfaktoren umfassen und insbesondere Selbstständigkeit unterstützen. Gesundheit wäre nach diesem mehrdimensionalen Ressourcenmodell, das u. a. auf dem Salutogenese-Modell von Antonovsky (s. Abschn. 1.1) aufbaut, nicht mehr ein objektiv festzustellendes Optimum, sondern müsste geradezu für jede Gruppe und womöglich für jeden einzelnen Menschen etwas mehr oder weniger eigenes sein; denn sie würde nicht nur auf einem je unterschiedlichen Profil von Risiko- und Schutzfaktoren, sondern darüber hinaus auch noch auf der subjektiven Einschätzung von Gesundheit, Kompetenz und Selbstwirksamkeit basieren.

Ein solches multidimensionales, subjektivierendes Gesundheitsmodell entzieht sich allerdings weitgehend einer wissenschaftlichen Kontrolle. Womöglich überschreitet es deshalb die Grenze eines rationalen Gesundheitsbegriffs.

6.2 Ungeprüfte Empfehlungen für die Gesundheitspraxis

Eine weitere Grenze für die rationale Ernährungs- und Bewegungsmedizin wurde oben (Abschn. 2.1) schon erwähnt: das enorme Problem, durch möglichst große prospektiv angelegte Studien mit Kontrollgruppen statistisch belastbare Ergebnisse zu generieren, aufgrund derer tatsächlich nachgewiesen werden kann, dass durch eine bestimmte Lebensweise unabhängig von weiteren Einflussfaktoren nicht nur kurzfristig bessere Laborwerte, sondern langfristig im Alltag ein gesünderes und längeres Leben bewirkt werden kann. Diesem Dilemma der exakten Wissenschaft entzieht sich die ‚reine' Empirie (hier und im Folgenden als ‚ungeprüfte Erfahrung' zu verstehen). Während aus Beobachtung gewonnenes Wissen in der Wissenschaft erst durch bestimmte Methoden (Induktion oder Deduktion) mit einer Theorie verknüpft und erst dadurch zur wertvollen Quelle für empirische Wissenschaft werden kann, überspringt der ‚reine' Empiriker diesen Schritt. Ob vom Arzt, einer Ärztin oder von medizinischen Laien – bestimmte Verhaltensweisen werden empfohlen, weil man überzeugt ist, dass sie helfen, doch letztlich ohne es beweisen zu können.

Ein solches Vorgehen lässt sich häufig im Bereich der Allgemeinmedizin und Kinderheilkunde beobachten, insbesondere bei leichten Krankheitserscheinungen: Cola und Salzstangen bei Brechdurchfall, Hühnersuppe bei Erkältung, Milch gegen Sodbrennen – die meisten sogenannten Hausmittel sind kaum überprüft oder besitzen bei näherer Überprüfung keine nachweisbare Wirksamkeit, werden aber trotzdem gerne angenommen und weitergegeben (Lanzke et al 2026). Ein ähnlicher Trend findet sich bei allen möglichen ‚Gesundheitstipps', auch jenseits von kommerzieller Werbung/Influencing und paternalistischen Gesundheitsimperativen (s. Kap. 3). Denn Prävention und Gesundheitsförderung sind noch stärker selbstverantwortet als therapeutisches Vorgehen bei Krankheiten. Spinat soll stark machen; Kokosöl ist ein Superfood; ein Schnaps nach dem Essen kurbelt die Verdauung an – nichts davon ist erwiesen, aber viele halten es für möglich und empfehlen es weiter. Was steckt dahinter? Und wie wirkt solche Gesundheitskommunikation?

Es ist offensichtlich, dass ein Konglomerat aus ganz verschiedenen Ursachen und Motiven als Erklärung herangezogen werden kann. Beispielsweise kann schon die *Tradition* bestimmter Empfehlungen und Praktiken überzeugend wirken. Das gilt nicht nur für Tipps von Oma und Opa, sondern auch für Regeln, die einst tatsächlich ‚state of the art' der Heilkunde waren und über die Zeit zu einem unhinterfragten ‚Kulturgut' verallgemeinert wurden. Dazu zählt beispielsweise die erwähnte Hühnersuppe, die in der altägyptischen, chinesischen und islamischen Medizin sehr gelobt wurde. Ein medizinischer Nutzen wird inzwischen zwar weitgehend ausgeschlossen, doch „gegen einen Glauben, der sich von der Antike bis in die heutige Zeit erhalten hat, dürfte indessen kein wissenschaftliches Kraut gewachsen sein" (Bublak 2023). Zu den traditionellen Gesundheitshilfen, die auch heute noch bei Heilpraktikern und in alternativmedizinischen Praxen angeboten werden, zählt beispielsweise auch der regelmäßige Aderlass, der angeblich zur ‚Entgiftung' des Körpers beitragen soll (s. Abschn. 5.1; in der wissenschaftlichen Medizin aktuell nur bei Eisenspeicherkrankheiten indiziert).

Eine weitere, psychologische Erklärung ist die *positive Verstärkung* der empirischen Tipps durch aktives Handeln: Wer präventiv eine Diätregel, beispielsweise der ‚glucose-goddess' (s. Anm. 4.3), befolgt und eine bestimmte Reihenfolge von Speisen bei Mahlzeiten (zuerst Ballaststoffe, zuletzt Kohlenhydrate) zur Abmilderung von Glucosespitzen im Blut einhält, der oder die wird durch diese Praxis regelmäßig erinnert, selbstständig und im Alltag ‚etwas Gesundes' für sich getan zu haben. Das funktioniert natürlich vor allem dann, wenn die verheißenen Auswirkungen dieses Verhaltens subjektiv tatsächlich erkennbar sind: etwa geringere Müdigkeit nach dem Essen, eine längere Sättigungsphase und weniger Heißhungerattacken.

Mindestens ebenso wichtig ist das Gefühl der *Selbstwirksamkeit,* das mit der persönlichen Umsetzung vieler Gesundheitstipps verknüpft sein kann. Nach der seit den 1970er-Jahren entwickelten sozialkognitiven Theorie des kanadischen Psychologen Albert Bandura wirken neben subjektiven Erfolgserlebnissen vor allem stellvertretende Erfahrungen (Tipps und anschauliche Berichte von anderen!) und verbale Ermutigungen positiver Rollenvorbilder (z. B. Prominente oder Influencer/-innen) verstärkend auf dieses Gefühl. Eine hohe Selbstwirksamkeitserwartung („Yes, I can") führt wiederum zu größerer Ausdauer, größeren Ansprüchen an sich selbst und mehr Anerkennung: Die erfolgreiche Durchführung einer Gesundheitsmaßnahme wird dadurch wahrscheinlicher (Kalch 2019, S. 4–25). Davon abgesehen erscheint für Menschen mit hoher Selbstwirksamkeitserwartung Gesundheit prinzipiell kontrollierbar und durch eigene Leistungen zu beeinflussen. Und das subjektive Fördern von Gesundheit ist eine Konsequenz dieses grundsätzlichen Lebensgefühls. Allerdings muss nicht zwangsläufig die Gesundheitskompetenz zunehmen, wenn Menschen sich intensiv mit ihrer Gesundheit beschäftigen: Wer beispielsweise unter dem Einfluss von Impfskeptikern auf ungeprüfte, rational nicht zu empfehlende Ersatzmaßnahmen setzt, kann trotz hoher Selbstwirksamkeitserwartung seiner Gesundheit Schaden zufügen.

Neben diesen und anderen gesundheitspsychologischen Aspekten auf der Seite der Empfänger von Gesundheitstipps ist aber auch die Seite der Ratgeber zu betrachten: Was motiviert Menschen dazu, Erfahrungswissen anstelle von überprüften Tatsachen weiterzugeben? Die neuzeitliche Medizingeschichte ist voll von einseitigen Berichten empörter oder klagender Ärzte über solche *empirici* ohne akademische Bildung, ein Begriff, der zeitweise als Schimpfwort und Synonym zu ‚Pfuscher', ‚Scharlatan' oder ‚Quacksalber' zum Einsatz kam und natürlich unliebsamen Konkurrenten auf dem Gesundheitsmarkt galt (Elkeles 1987). Liest man diese historischen Polemiken und andere Quellen der Zeit kritisch, so fallen bei den Anwürfen hauptsächlich drei Umstände auf:

1. dienten die Tätigkeiten der *empirici,* insbesondere Beratung, Stellung von Diagnosen und Abgabe von angeblichen Heilmitteln, fast immer ihrem Geld(neben)erwerb.
2. gelang es den *empirici* anscheinend besser, ihre Erfolge zu vermarkten:

> „Wie wenige Leute wissen, ob es Zufall oder planmäßigem Ratschluß zu danken ist, wenn der Patient gesundet oder stirbt […]? Und so trägt oft der Betrüger die Siegespalme, der Tüchtige den Tadel davon!" (Francis Bacon, *De dignitate et augmentis scientiarum* IV 2, zitiert nach Elkeles 1987, S. 205).

3. stimmten die Empfänger sozial mit ihren nicht akademisch gebildeten Ratgebern deutlich mehr überein als mit den akademisch ausgebildeten Ärzten: Die *empirici* kamen oft aus unteren Schichten, wirkten eher auf dem Land und waren zudem meist kostengünstiger. Mutmaßlich dachten und sprachen sie ähnlich wie ihre Kundschaft; zumindest wurde ihnen vorgeworfen, ähnlich ‚abergläubisch' wie sie zu sein.

Auch wenn sozioökonomische Rahmenbedingungen und Gesundheitskompetenzen von Anbietern und Klienten sich seit Beginn der Moderne bis heute fortwährend ändern, fallen interessante Parallelen ins Auge: Trotz (oder vielleicht sogar wegen) einer nie gekannten Vielfalt an Möglichkeiten, sich seriös zu informieren und auszuwählen, boomt weiterhin ein breit gefächerter ‚freier', d. h. ungeprüfter

Ratgeber- und Trainingsmarkt. Niederschwellige Angebote werden gegenwärtig häufig online verbreitet – in kleine Häppchen verpackt in Tutorials und Social Lifestreams auf sozialen Medien wie Instagram (Endres 2025, S. 253–296) oder in Blogs auf Homepages, umfassender in Podcasts und ‚Gesundheitskanälen' auf Plattformen wie Youtube oder den Mediatheken. Solche oft werbefinanzierten Gesundheitsangebote sind häufig unidirektional; die Klienten sind Konsumenten, die zwar mitmachen und auch Rückmeldung geben können, aber in der Regel keine persönliche Beratung bekommen. Das geschieht eher in freien Chatgruppen, vor allem aber in kostenpflichtigen Trainingsangeboten sowie klassisch-analogen Gruppen- oder Einzelberatungen bzw. -therapien.

So unterschiedlich die Angebote und Akteure auf dem zweiten (‚freien') Gesundheitsmarkt derzeit sind, sie haben wie in der Vormoderne für die Wirtschaft insgesamt eine große ökonomische Bedeutung: Knapp ein Viertel der Bruttowertschöpfung und der Erwerbstätigen in der deutschen Gesundheitswirtschaft entfallen derzeit auf freiverkäufliche Arzneimittel und individuelle Gesundheitsleistungen, auf Fitness und Wellness, Gesundheitstourismus sowie – zum Teil – auf die Bereiche Sport/Freizeit, Ernährung und Wohnen (Bundesgesundheitsministerium 2025). Die Spannweite der Angebote und der Anbietenden ist enorm: Neben seriösen, gut ausgebildeten Beratern und Trainern, die z. T. neben ihren Gesundheitsberufen als Ärztin, Physiotherapeut, Hebamme oder Sportlehrer schreiben, podcasten oder streamen, gibt es eine Fülle von Anbietern, die ohne Kenntnis der Grundlagen aktuelle Gesundheitsthemen und -trends aufgreifen und oft als pauschale Lösung zahlreicher Probleme anpreisen. Ihr Erfolg beruht weiterhin auf der leichten und raschen Zugänglichkeit, einer drastischen Vereinfachung und Verkürzung komplexer Zusammenhänge und damit auf einer Vermittlung von Wissen ‚auf Augenhöhe', die in einfachen, angeblich sicheren Angeboten mündet. Ähnlich wie um 1900 (vgl. die ‚wissenschaftlichen' Theorien Bircher-Benners oder Kollaths) werden dabei auch neueste wissenschaftliche Trends zitiert und verarbeitet. Derzeit (2026) zeigt sich zum Beispiel ein gewisser Gesundheitshype um die externe Vagusstimulation an Ohren und Hals mit manuellen Massagen, insbesondere aber mit – natürlich zum Verkauf angebotenen – technischen Geräten; die Stimulation soll der allgemeinen Beruhigung des permanent überreizten Nervensystems dienen und zum Beispiel auch gegen diverse entzündliche Erkrankungen, Long Covid und posttraumatischen Belastungsstörungen wirken. Was primär in der Medizin zur seriösen Behandlung schwerer Depressionen und Epilepsien eingesetzt wurde und wird, das wandelt sich nun mit ‚vagen' Herleitungen unter Verweis auf einzelne wissenschaftliche Studien zu einem weiteren Wellnessprodukt für gestresste Menschen.

Wer nicht Zeit und Kraft in die eingehendere Sichtung der komplexen Gesundheitsthemen und -probleme investieren kann oder will, wer der persönlichen Vermittlung solcher Produkte mehr vertraut als nüchternen Daten einer Wissenschaft, die sich zudem auch widerspricht und oft wenig versprechen kann, der oder die greift womöglich zu solchen Produkten.

6.3 Objektiv kontrollierbare persönliche Regeln

Angesichts der vielfältigen wissenschaftlich geprüften Empfehlungen aus Medizin, Ernährungs- und Sportwissenschaften und zugleich eines Dschungels an ungeprüften Ratschlägen mag sich mancher fragen, wo denn nun noch eine Richtschnur für das eigene gesunde Leben zu finden ist. Von mündigen Bürgerinnen und Bürgern wird schließlich Selbstverantwortung und Gesundheitskompetenz erwartet (s. Abschn. 4.2).

In dieser Situation setzen inzwischen erstaunlich viele Menschen auf ‚objektive' Antworten der Technik, indem sie anstelle eines menschlichen Personal Trainers selbst ihre Gesundheit vermessen *(quantified self):* Smarte Waagen bestimmen Gewicht, BMI, Muskel- und Fettverteilung, Körperwasser und Gefäßalter; Smartwatches, -ringe und Fitnesstracker *(wearables)* überwachen kontinuierlich Herzfrequenz, Schlafmuster, Sauerstoffsättigung und Aktivität, ja sogar Ausscheidungen. In Ernährungs-Apps können Spracheingaben oder Fotos von Mahlzeiten mit KI-Unterstützung analysiert oder Kalorien- und Nährwerte durch das Scannen von Barcodes der Verpackungen eingelesen werden. Die erzeugte Datenfülle kann mit Hilfe von – inzwischen allein im deutschsprachigen Raum mehreren hunderttausend – Apps analysiert und in stets aktuelle persönliche Gesundheits-Tipps umgewandelt werden. Doch diese scheinbar streng rationale Überwachung und Anleitung ist natürlich abhängig von der Genauigkeit der persönlichen Angaben, der eingesetzten Sensoren und Scans und vor allem von den vielen im Hintergrund vorgegebenen Annahmen, welche Art von Gesundheitsmaßnahme wirklich förderlich ist – viele Tipps und Algorithmen sind wissenschaftlich nicht fundiert und zudem nicht ausreichend individualisiert.

Tatsächlich können Gesundheits-Apps, die als Basisversionen schon bei vielen Smartphones vorinstalliert sind, eine große Unterstützung sein, um sich an gesundes Verhalten erinnern zu lassen und es einzuüben; sie helfen, chronische Krankheiten eigenverantwortlicher zu managen; sie unterstützen beim Abnehmen und Gewicht Halten. Sie können aber auch Essstörungen hervorrufen oder verstärken und die Selbstwahrnehmung des Körpers einschränken.

Natürlich ist es auch möglich, eine individuelle Rationale für gesundes Leben ohne technisches Tracking eigenständig zu entwickeln, indem man sich selbst möglichst unvoreingenommen über einen längeren Zeitraum beobachtet („Was tut mir gut?") und gesundes Verhalten nicht (ausschließlich) quantitativ (z. B. 10.000 Schritte am Tag), sondern (eher) anwendungsbezogen steuert (z. B. regelmäßig Treppen steigen statt mit Aufzügen zu fahren). Jenseits der dafür notwendigen Aufmerksamkeit *(awareness)* gegenüber sich selbst können aber auch Routine und Regelmäßigkeit dabei eine entscheidende Hilfe sein, indem sie einen gesunden Lebensstil verinnerlichen und bewusste Entscheidungen auf ein notwendiges Minimum reduzieren. So ist es tatsächlich vernünftig, regelmäßig zu meditieren, an Vorsorgeuntersuchungen teilzunehmen oder sich impfen zu lassen, statt sich immer neu dafür oder dagegen entscheiden zu müssen. Allerdings besteht immer auch die Gefahr, gewohntes *falsches* Verhalten nicht zu erkennen.

Ein wesentlicher Punkt bei der individuellen Gestaltung rationaler Gesundheitsregeln sollte deren Konsistenz (zeitliche Stabilität) sein. Denn die Erhaltung der Gesundheit braucht grundsätzlich einen langen Atem. Natürlich kann es vorkommen, dass bei riskantem Verhalten durch eine einzige Nachlässigkeit fortwährende Gesundheitsprobleme entstehen. Doch gilt in der Regel, dass einzelne Abweichungen weniger entscheidend sind als die longue durée des Verhaltens, also der grundsätzliche Lebensstil. Kleine Schritte, die zu konstanten Gewohnheiten werden, sind deswegen wichtiger als radikale Änderungen unserer Verhaltensweisen, die wir häufig nicht durchhalten können. An individuell unterschiedlichen Punkten kann auch Selbstdisziplin nützlich sein, aber langfristig besser ist es, die eigenen Rahmenbedingungen so zu wählen, dass sie unkompliziert und stressarm Gesundheit fördern. Wer es sich leisten kann, auf ein Auto zu verzichten, wird sich in der Regel mehr bewegen, wer grundsätzlich keinen Alkohol oder Tabakprodukte kauft, viel seltener rauchen oder sich betrinken.

Was aus Sicht der aktuellen Gesundheitspsychologie plausibel klingt, findet sich in weiten Teilen auch schon bei der vormodernen Diätetik (s. Abschn. 2.3). Dort gab nicht nur die damalige Medizin vernunftbezogene Ratschläge, sondern medizinische Laien wie der schon mehrfach erwähnte Alvise Cornaro (s. Abschn. 4.3) oder der englische Lordkanzler Francis Bacon (1561–1626) entwickelten aus empirischen wie rationalen Überlegungen heraus individuelle Diät-Vorstellungen. Durch die enge Verknüpfung der Gesundheit mit dem damaligen Tugend-Diskurs war für damalige Intellektuelle klar, dass vorausschauende Klugheit *(phronesis/prudentia)* als eine der Kardinaltugenden die wesentliche Voraussetzung für ein persönlich zu gestaltendes, gesundes Leben sein musste. In diesem Diskurs wurden auch genaue Selbstbeobachtung und Gewohnheit als wichtige Hilfsmittel angepriesen (s. Abschn. 2.3).

6.4 Spontane Entscheidungen für (un)gesundes Verhalten

Spätestens an dieser Stelle werden manche Leser/-innen einwenden, dass ein solches persönliches Regelwerk jetzt und damals wie eine lebenslange Spaßbremse anmutet und nur für obsessive Self-Control-Freaks geeignet erscheint. Wird hier nicht durch die Hintertür einem Healthismus US-amerikanischer Prägung (s. Abschn. 4.2) das Wort geredet? Und ist dann nicht Gesundheit das höchste Ziel des Lebens, dem alles andere untergeordnet werden muss?

Generell wird der Lebensplanung kulturell, individuell, aber auch geschlechts- und altersabhängig ein sehr unterschiedlicher Stellenwert eingeräumt. Aus verschiedenen psychologischen Gründen werden oft langfristige Investitionen in die Zukunft zugunsten kurzfristiger Engagements hintangestellt – aktuelle Belohnungen werden überbewertet *(hyperbolic discounting)*, denn man weiß ja nicht, ob man die späten Früchte noch genießen kann. Dies gilt auch für die Gesundheitsvorsorge, die in manchen Punkten der Altersvorsorge ähnelt: Im Alter von 20 Jahren ist die Höhe der späteren Rente für die meisten noch kein wichtiges Thema, mit 50 schon eher. Unter anderem wegen diesem sehr menschlichen Verhalten gibt es in vielen Staaten gesetzlich vorgeschriebene Pflichtrentenversicherungen, die die Altersvorsorge wenigstens teilweise absichern. Gesundheitsvorsorge ist dagegen bis auf wenige Ausnahmen reine Privatsache und wird entsprechend individuell höchst unterschiedlich geregelt – auch wenn Gesundheit als Megatrend heute eine deutlich höhere Beachtung in der westlichen Gesellschaft findet als noch vor 50 Jahren.

Ein gesundes Leben wird also auch von kurzfristig Planenden durchaus ernst genommen, aber eben eher spontan oder kurzfristig. Darin spiegelt sich gegenwärtig ein gesellschaftlicher Trend zu zeitlich befristeten Projekten und kürzerem Engagement. Es gibt inzwischen viele Gesundheitskonzepte, die dieses Verhalten berücksichtigen: etwa die Anpassung des sogenannten Pareto-Prinzips (mit 20 % Einsatz 80 % Erfolg erzielen) auf die Bereiche Ernährung und Fitness. Dabei wird beispielsweise vorgeschlagen, sich nur bei vier von fünf Mahlzeiten oder an vier von fünf Tagen gesund zu ernähren. Ein anderer Ansatz ist, nur für einen bestimmten Zeitraum eine bestimmte Gesundheitsregel einzuhalten, etwa im Januar sich vegan zu ernähren („Veganuary") oder ohne Alkohol zu leben („Dry January"). Aktionen wie „Rauchfrei im Mai" bewerben u. a. mit Preisgeldern den zumindest zeitweisen Ausstieg aus der Sucht. Fitness-/Aktivwochen verbinden die knappe Urlaubszeit mit gesundem Verhalten oder öffnen Fitnessstudios für Einsteiger zum vorübergehend kleinen Preis. Boulevardmedien und unseriöse Anbieter bieten leider auch Schnelldiäten zum Abnehmen an. Angesichts vieler konkurrierender Angebote soll ein gesunder Lebensstil die spontane Wahlfreiheit möglichst wenig einschränken und möglichst viele positive Nebeneffekte haben, insbesondere Fitness, Wellness, Spaß und soziale Teilhabe.

Insgesamt sind viele der kurzfristigen Angebote durchaus sinnvoll, solange den ‚Kunden' klar ist, dass sie lediglich einen Einstieg bieten, der nur dann langfristig Einfluss auf die Gesundheit nehmen kann, wenn auch das eigene Verhalten dauerhaft angepasst wird. Das neugierige Ausprobieren, das Offensein für Lernen und Experimentieren mit spontanen Gesundheitsangeboten kann durchaus helfen, einen neuen Blick auf das eigene Leben und die Ursachen von Gesundheit und Krankheit zu werfen. Falls die Angebote aber dazu führen, dass überwiegend falsche Erwartungen geschürt, Jo-Jo-Effekte und psychisch belastende Enttäuschungen generiert werden, dann sollte man sie besser vermeiden.

Doch scheint spontanes Verhalten nicht zufällig daherzukommen, sondern tief in der individuellen Persönlichkeit verankert zu sein. Entscheidungen „aus dem Bauch heraus" sind oft mit ausgeprägtem Selbstvertrauen und – einmal mehr – mit einer positiven Selbstwirksamkeitserwartung (s. o. Abschn. 6.2) verknüpft. Anstelle Planung und Kontrolle, die eine gewisse Sicherheit versprechen, setzen spontane Menschen vor allem auf Überraschungsmomente, die ihr emotionales Wohlbefinden steigern. Sie entscheiden oft intuitiv und können auch mit Ungewissheiten gut leben (Ambiguitätstoleranz). Im Rahmen der fünf Hauptdimensionen menschlicher Persönlichkeitsbeschreibung (Big Five-/OCEAN-Modell der Persönlichkeitspsychologie) stehen sie vor allem für Offenheit und Extraversion und haben nur eine geringe Ausprägung zum Neurotizismus.

Dieser kleine Ausflug in die Psychologie soll deutlich machen, dass Gesundheitsverhalten im Einzelfall durchaus rational gesteuert werden kann, aber gleichzeitig auch mit grundlegenden Eigenschaften einer Person verknüpft ist. Diese sind zwar – besonders im Jugend- und höheren Lebensalter – keineswegs statisch, prägen aber doch über längere Perioden die individuellen Eigenheiten. Tatsächlich leben zu Gewissenhaftigkeit neigende Menschen (ein anderes Persönlichkeitsmerkmal der Big Five) langfristig gesünder und länger (Hill et al. 2011) als die Spontanen; diese können sich zwar durchaus auch für gesundes Verhalten, aber eben auch dagegen entscheiden, wenn es ihnen im Moment zusagt, sodass ihre individuelle ‚Gesundheits-Compliance' langfristig zu wünschen übriglässt. So hilfreich die hohe Selbstwirksamkeitserwartung spontaner Menschen im Blick auf die Durchführung von Gesundheitsmaßnahmen sein mag – sie kann sie auch vom gesunden Leben abhalten, wenn sie sich für etwas Unwirksames oder gar Ungesundes entscheiden.

Der Blick in historische Quellen macht ziemlich deutlich, dass ärztliche Experten und räsonierende Laien sich mit solch spontanem Verhalten wenig auseinandersetzten, es vielmehr in der Regel pauschal als unvernünftig und deswegen lasterhaft ablehnten. Und es könnte gut sein, dass diese ablehnenden, womöglich moralisierenden Einstellungen auch noch heute den Blick auf den Teil der Menschen verstellt, die Spontanneität der Kontrolle grundsätzlich vorziehen. Womöglich werden ihnen zu wenige einladende Brücken zu einem gesunden Leben gebaut – so schwierig das im Einzelfall auch ist. Vielleicht auch deshalb boomen im Gesundheitsmarkt weiterhin die einfachen, leicht umsetzbaren, aber ungeprüften Antworten.

7

Resümee: Nicht für den Überfluss geschaffen

Warum es uns so schwerfällt, gesund zu leben

Ein Übersichtsartikel aus dem Deutschen Ärzteblatt (Frimmer/Lanzke 2026) bringt es auf den Punkt: Sogenannte ‚Lebensstilinterventionen' sind gerade bei chronischen Erkrankungen des Herz-Kreislauf-Systems, bei Diabetes und Adipositas „die beste Therapie, die kaum jemand umsetzt". Inzwischen empfehlen zahlreiche medizinische Leitlinien die Umstellung auf ballaststoffreiche, überwiegend pflanzliche Ernährung, den weitgehenden Verzicht auf Tabakprodukte, Alkohol und zuckerhaltige Getränke sowie mehr Sport und Schlafhygiene. Die einstige Diätetik ist in der aktuellen Medizin wenigstens in Teilen wieder angekommen – im sprachlich neuen Gewand des Lifestyle. Sie wird aus unmittelbar therapeutischen oder auch aus präventiven Gründen empfohlen, in der Regel also, um die Manifestation oder Verschlimmerung bestimmter Krankheiten, die sich bereits in Laborwerten abzeichnen, zu verhindern. Doch die Fachwelt stellt immer wieder fest, dass die ‚Adhärenz' ihrer Patientinnen und Patienten, also die Einhaltung der Therapieziele, die gemeinsam mit den

D. Schäfer, *Warum es uns so schwerfällt, gesund zu leben*,
https://doi.org/10.1007/978-3-662-73781-1_7

Behandelnden vereinbart wurden, oftmals gering ist. Woran liegt das eigentlich?

Barrieren lassen sich in verschiedenen persönlichen Bereichen finden. Häufig werden psychische Belastungen genannt: depressive Symptome, Angst, chronischer Stress, geringe Selbstwirksamkeitserwartung, Stigmatisierung und Scham. Weitere Faktoren sind unter Umständen: fehlende Unterstützung aus dem Umfeld, Zeitmangel durch Beruf oder Pflege, finanzielle Einschränkungen oder auch kulturelle und soziale Normen, etwa gemeinsamer Alkoholgenuss oder Tabakkonsum, die der eigentlich gewünschten Intervention entgegenwirken. Aber zwei prinzipielle Schwierigkeiten dürften am wichtigsten sein. Eine davon wurde im letzten Kapitel schon erwähnt: Der Lebensstil wirkt meistens langfristig auf die Gesundheit; soll er geändert werden, setzt dies eine entsprechend *dauerhafte* Änderung von häufig *unbewussten Gewohnheiten* voraus, und der Erfolg ist selten sofort zu erkennen.

Die andere Schwierigkeit ist neurobiologischer Natur und wirkt diätetischen Lebensstiländerungen direkt entgegen: Vermittelt über rasch anflutende Neurotransmitter bevorzugt das menschliche Gehirn *kurzfristige* Belohnungen: Sie rufen ähnlich wie Drogen Glücksgefühle hervor und verstärken Verhaltensweisen, die diese Belohnungen ausgelöst haben. Dieses Belohnungssystem reagiert, diätetisch gesehen, besonders stark auf hochkalorische Nahrung, Bequemlichkeit und schnelle Verfügbarkeit. Deshalb ist unser Hauptproblem:

> Wir leben in einer Umgebung, die es extrem leicht macht, sich ungesund zu verhalten (Jens Reimer, zitiert nach Frimmer/Lanzke 2026).

So bedeutet eine Veränderung des Lebensstils oft ein „permanentes Gegensteuern gegen äußere Reize“ (ebd.). Die

Fokussierung unseres Belohnungssystems auf diese aktuell leicht zugänglichen Reize lässt sich evolutionsbiologisch recht gut erklären: Sie unterstützte das Überleben während der längsten Zeit menschlichen Lebens auf dieser Erde; denn wo es oft zu wenig Nahrung gab, die zudem mit hohem Aufwand erjagt oder produziert werden musste, da war ein solcher Anreiz besonders wichtig.

Doch zum Glück ist diese Prädisposition kein unumkehrbares Schicksal und sollte kein Grund sein, auf Lifestyle-Anpassungen zu verzichten. Aber sie hilft zu verstehen, warum solche Änderungen oft so mühsam und Rückfälle in bisherige Verhaltensweisen häufig zu beobachten sind. Und zudem gibt es aus der Gesundheitspsychologie gute Ideen, wie innerhalb dieses Systems gegengesteuert werden kann, zum Beispiel mit Belohnungen für kleine Etappenziele, oder indem positiv aufgeladene Ziele anhaltend motivieren (ebd.).

Doch auch jenseits dieser neuen Erkenntnisse zeigt der Blick in die Geschichte der Gesundheit, den dieses Buch bietet, verschiedene Probleme und Spannungsfelder auf, die auch für die gegenwärtigen Debatten um gesundes Leben noch wesentlich sein dürften.

1. Eine besondere Eigenschaft von Gesundheit, nämlich ihre von dem Philosophen Gadamer so benannte ‚Verborgenheit‘, führt dazu, dass Menschen sie im strengen Sinne nicht wahrnehmen – nur ihr Fehlen wird in Form von Beschwerden gespürt. Weil aber Gesundheit über Jahrtausende als wichtig angesehen wurde, mussten Umwege gefunden werden, sie dennoch zu erkennen. Bereits die hippokratische Diätetik entwickelte deshalb eine Zeichenlehre, die schon aus heutiger Sicht geringfügige Abweichungen vom „Zustand völligen Wohlbefindens“ als bedrohlich anzeigte und rechtzeitige diätetische Gegenmaßnahmen einforderte. Darüber hinaus gab es

in der Vormoderne noch weitere ‚Gesundheitszeichen: etwa wenn bei einer mittelalterlichen oder frühneuzeitlichen ‚Harnschau' (Uroskopie: Prüfung einer Urinprobe im Glas) ein zur individuellen Säftemischung passender Urin gefunden wurde. Lange vor dem aktuellen Gesundheits-Tracking mit technischen Mitteln wurde damals schon Gesundheit geprüft, wenn auch noch nicht quantitativ vermessen.

2. Wie mehrfach beschrieben, konzentriert sich die moderne Medizin auf Pathologie und Therapie, und verschiedene Grundlagenwissenschaften fokussieren auf Spezialwissen zu Ernährung und Bewegung. Menschen ohne einschlägige Vorkenntnisse möchten aber einfach wissen, was ‚gesund' ist. Einfache Regeln sind beliebt, auch wenn sie der komplexen Wirklichkeit oft nicht standhalten können. Sie werden häufig selbst zusammengestellt oder aus ungeprüften Quellen übernommen. Und in der Tat scheint es auch aus Perspektive moderner Wissenschaft ein breites Spektrum an Lebensstilen zu geben, die mit Gesundheit über längere Zeit vereinbar sind – wie lange allerdings, lässt sich nur bei wenigen, besonders schädlichen Verhaltensweisen genauer eingrenzen: etwa bei dem Tabakmissbrauch, wo über die Anzahl der ‚Päckchenjahre' bestimmte Risikoschwellen für Lungenkrebs oder COPD bestimmt werden können. Doch meistens ist (un)gesundes Verhalten nicht genau festzulegen.
3. Denn Gesundheit ist etwas Individuelles: Lebensweisen, die bestimmten Menschen gut bekommen, sind für andere unverträglich. Genetisch festgelegt oder im Laufe des Lebens erworben, sind solche Unterschiede eher die Regel als die Ausnahme. Das stellt feste Regeln zur Diätetik grundsätzlich infrage. Damit setzte sich auch schon die vormoderne Heilkunde auseinander, konnte aber aufgrund ihrer theoretischen Annahme unterschiedlicher

Säftemischungen die Variabilität wenigstens teilweise in ihrem System verankern. Die heutige Medizin könnte aufgrund der Vielfalt genetischer Anlagen, immunologischer Prägungen und des Mikrobioms zu ähnlichen Schlüssen kommen – aber häufig dominiert noch die Sicht auf Gesundheit und Krankheit als objektiv beschreibbare und festzulegende Zustände. Und auch alternativmedizinische Systeme gehen seit einigen Jahrhunderten von gültigen Regeln für alle Bedürftigen und Gesunden aus. Aber warum sollten die Anwendungen von Prießnitz, Kneipp oder Schreber, warum die Diät von Cornaro, Banting oder Inchauspé jedem Menschen guttun? Zukünftig müsste deshalb Prävention individuell zugeschnitten, ‚personalisiert' sein; die Zeit der ‚Tipps für alle' sollte ihrem Ende entgegengehen.

4. Die enge Verbindung von Gesundheit und Moral lässt sich im historischen Rückblick mit dem zeitgenössischen Tugend-Diskurs begründen, der zahlreiche menschliche Verhaltensweisen beeinflusste. Ein Hauptargument war und ist die Annahme, dass gesundes Leben kein blinder Zufall ist, sondern eben durch die Einhaltung passender Lebensregeln zumindest befördert werden kann. Es ließe sich außerdem argumentieren, dass eine philosophisch reflektierte Lebensführung auf dem Weg über die psychische Balance zu einem Wohlbefinden beitragen kann. Umgekehrt wurde und wird vor allem bei chronischen Leiden und Suchterkrankungen, die medizinisch nicht leicht zu behandeln sind, eine persönliche Verantwortlichkeit angeführt – und moralisch vorgeworfen. Allerdings gibt es nach wie vor viele gesundheitliche Beeinträchtigungen, die nicht verhaltensabhängig entstehen oder diätetisch nennenswert beeinflusst werden können. Psychosoziale und neurobiologische Umstände (s. o.) können darüber hinaus die Fähigkeit zur persönlichen Verantwortung einschränken.

5. Gesundheit steht schließlich auch noch im Spannungsfeld zwischen persönlicher und sozialer Verantwortung. Die Geschichte von (New) Public Health, Sozial- und Rassenhygiene macht deutlich, dass moderne Staaten zunehmend Verantwortung für die Gesundheit ihrer Bürger übernahmen. Dieser Prozess stößt je nach Staatsform und sozial- bzw. wirtschaftspolitischen Rahmenbedingungen auf enge oder weite Grenzen. Eigenverantwortung und Freiwilligkeit werden allerdings vor allem dann geschätzt, wenn die persönlichen Möglichkeiten für Gesundheitsschutz und -vorsorge groß sind. Der moderne Sozialstaat muss sich aber an der solidarischen Gesundheitsversorgung seiner schwächsten Mitglieder, deren Gesundheitskompetenz oft am geringsten ausgeprägt ist, messen lassen.

Gesundheit als fundamentales Gut und Voraussetzung für viele weitere Lebensgüter (Arbeitsfähigkeit, soziale Teilhabe, Lebensqualität) sollte von vielen mehr – und von manchen Healthismus-Infizierten auch weniger – beachtet werden. Sie ist einerseits ein wunderbares Geschenk, das nicht allen in gleicher Weise zuteilwird – deshalb ist besonders bei diesem Gut unsere Solidarität gefragt. Andererseits kann und sollte Gesundheit in unseren entwickelten Gesellschaften mit möglichst einfachen, alltagstauglichen Mitteln und Gewohnheiten erhalten werden: viel körperliche Bewegung und Psychohygiene, ausreichend Schlaf, eher leichte, vielfältige Kost, möglichst wenig gesundheitsschädliche Genussmittel, eine ausreichende Gesundheitskompetenz und Selbstwahrnehmung, um Gefährdungen zu erkennen, und schließlich die Bereitschaft, empfohlene medizinische Maßnahmen zur Prävention (Impfungen, Früherkennung) aktiv anzunehmen. Die Mehrzahl dieser globalen Empfehlungen sind auch historisch bewährt. Hat man die Möglichkeit oder auch das Glück, seine Lebensumstände so wählen zu können, dass sie diesen verhältnismäßig wenigen Vorgaben entgegenkommen, dann ist Gesundheit in der Tat immer noch „das einfachste Ding" (Friedrich Hebbel 1966, S. 330, Nr. 1772).

Literatur

Ackerknecht EH. (1992) Geschichte der Medizin. 7. Auflage. Stuttgart: Ferdinand Enke.

Afshin A et al (2019) Health effects of dietary risks in 195 countries, 1990–2017: a systematic analysis for the Global Burden of Disease Study 2017. Lancet 393: 1958–72.

Alber J. (1992) Das Gesundheitswesen der Bundesrepublik Deutschland. Entwicklung, Struktur und Funktionsweise. Frankfurt/M.: Campus.

Alt R et al. (2015) Der volkswirtschaftliche Nutzen von Bewegung. Volkswirtschaftlicher Nutzen von Bewegung, volkswirtschaftliche Kosten von Inaktivität und Potenziale von mehr Bewegung. Studie im Auftrag der Österreichischen Bundes-Sportorganisation (BSO) und Fit Sport Austria. Online: https://www.sportaustria.at/fileadmin/Inhalte/Dokumente/Initiative_Sport/Studie_Volkswirtschaftlicher_Nutzen_Sport.pdf

Aristoteles (1991) Nikomachische Ethik. Übersetzt und kommentiert von Franz Dirlmeier, 9. Auflage. Berlin: Akademie-Verlag.

D. Schäfer, *Warum es uns so schwerfällt, gesund zu leben*,
https://doi.org/10.1007/978-3-662-73781-1

Barthels F, Meyer F, Pietrowsky R. (2015) Die Düsseldorfer Orthorexie Skala. Konstruktion und Evaluation eines Fragebogens zur Erfassung orthorektischen Ernährungsverhaltens. Zeitschrift für Klinische Psychologie und Psychotherapie 44: 97–105.

Beauchamp TL, Childress JF. (1979) Principles of biomedical ethics. Oxford: Oxford University Press.

Bergdolt K. (1999) Leib und Seele. Eine Kulturgeschichte des gesunden Lebens. München: C.H. Beck.

Berndt C, Sablowski N, Eiden H. (2025) Alkohol, Zigaretten, Zucker: Deutschland macht sich krank. Süddeutsche Zeitung, 4. Dezember 2025.

Beweg dich, Deutschland! (2022) Online: https://www.tk.de/resource/blob/2033598/9f2d920e270b7034df3239cbf1c2a1eb/beweg-dich-deutschland-data.pdf

BMLEH-Ernährungsreport (2025). Deutschland, wie es isst – Der BMLEH-Ernährungsreport 2025, hrsg. vom Bundesministerium für Landwirtschaft, Ernährung und Heimat. Online: https://www.bmleh.de/SharedDocs/Downloads/DE/Broschueren/ernaehrungsreport-2025.pdf?__blob=publicationFile&v=4

Briesen D. (2010). Das gesunde Leben. Ernährung und Gesundheit seit dem 18. Jahrhundert. Frankfurt/M.: Campus.

Bruns F. (2023) Das Gesundheitswesen der DDR. Konzeption und Entwicklung 1945–1990. In: Kumbier E, Haack K. (Hrsg.) Psychiatrie in der DDR III. Weitere Beiträge zur Geschichte. Berlin: BeBra, S. 25–41.

Bublak R. (2023) Hühnersuppe gegen Erkältung – ein Mythos geht nicht unter. MMW – Fortschritte der Medizin 165 (H. 20): 22.

Bundesgesundheitsministerium (2025): https://www.bundesgesundheitsministerium.de/themen/gesundheitswesen/gesundheitswirtschaft/gesundheitswirtschaft-im-ueberblick (14.11.2025)

Buyx AM. (2005) Eigenverantwortung – Verteilungskriterium im Gesundheitswesen? Dtsch Med Wochenschr 130: 1512–1515.

Carpenter KJ. (2003) A short history of nutritional science: part 1 (1785–1885). The Journal of Nutrition 133 (3): 138–45.

Cornaro A. (1997) Vom maßvollen Leben oder die Kunst, gesund alt zu werden. Hrsg. und eingeleitet von K. Bergdolt. Heidelberg: Manutius.

Edelstein L. (1967) Antike Diätetik. Medizinhistorisches Journal 1: 162–174 (Nachdruck aus: Die Antike 7 (1931): 255–70).

Elkeles B. (1987) Medicus und Medikaster: Zum Konflikt zwischen akademischer und „empirischer" Medizin im 17. und frühen 18. Jahrhundert. Medizinhistorisches Journal 22: 197–211.

Endres EM. (2025) Die Moral des Essens in Zeiten digitaler Kommunikation. Narrative des guten Essens in Sozialen Medien. Wiesbaden: Springer VS.

Eulner HH. (1976) Die Lehre von der Ernährung im Universitätsunterricht. In: Heischkel-Artelt E (Hrsg.), Ernährung und Ernährungslehre im 19. Jahrhundert. Vorträge eines Symposiums am 5. und 6. Januar 1973 in Frankfurt am Main. Göttingen: Vandenhoeck&Ruprecht, S. 76–98.

Feiler JN. (1821) Handbuch der Diätetik. Landshut: Krüll.

Flashar H. (2016) Hippokrates – Meister der Heilkunst. München: C.H. Beck.

Floyer J. (1724) Medicina Gerocomica or, the Galenic art of preserving old men's healths, explain'd in twenty chapters. London: Printed for J. Isted.

Forsbach R. (2006) Die Medizinische Fakultät der Universität Bonn im „Dritten Reich". München: R. Oldenbourg.

Frank JP. (1780) System einer vollständigen medicinischen Polizey. Zweiter Band. Mannheim: bei E.F. Schwan.

Frank JP. (1960) Akademische Rede vom Volkselend als der Mutter der Krankheiten. Eingeleitet, ins Deutsche übertragen und mit Erklärungen versehen von Erna Lesky. Leipzig: Johann Ambrosius Barth.

Franzkowiak P, Hurrelmann K. (2022). Gesundheit. In: Bundeszentrale für gesundheitliche Aufklärung (BZgA) (Hrsg.). Leitbegriffe der Gesundheitsförderung und Prävention. Glossar zu Konzepten, Strategien und Methoden https://doi.org/10.17623/BZGA:Q4-i023-1.0

Frimmer V, Lanzke A. (2026) Lebensstilinterventionen: Die beste Therapie, die kaum jemand umsetzt. Deutsches Ärzteblatt 123 (H. 6): B274–77.

Gadamer H.G. (1993) Über die Verborgenheit der Gesundheit – Aufsätze und Vorträge. Frankfurt/M.

Gert B, Culver CM, Clouser KD. (1997) Bioethics: a return to fundamentals. Oxford: Oxford University Press.

Gesundheit in Deutschland 2015 [Bericht, hrsg. vom Robert Koch Institut]. Online: https://www.rki.de/DE/Themen/Gesundheit-und-Gesellschaft/Gesundheitsberichterstattung/Berichte/Gesundheit-in-Deutschland/gesundheit_in_deutschland_2015.pdf?__blob=publicationFile&v=1

Grupe O. (1996) Kultureller Sinngeber. Die Sportwissenschaft an deutschen Universitäten. Forschung & Lehre 3 (Heft 7), 362–366.

Hahnemann S. (1792) Diätisches [!] Gespräch mit meinem Bruder, vorzüglich über den Mageninstinkt. In: Freund der Gesundheit. Bd. 1 (H. 1). Frankfurt/M.: Wilhelm Fleischer: 62–77.

Hansson N. (2023) Wie man keinen Nobelpreis gewinnt. Die verkannten Genies der Medizingeschichte. München: GU Verlag.

Hebbel F (1966) Werke. Bd. 4 [Tagebücher 1, 1835–1847]. Darmstadt.

Hebebrand J, Dabrock P, Lingenfelder M, Mand E, Rief W, Voit W (2004) Ist Adipositas eine Krankheit? Interdisziplinäre Perspektiven. Deutsches Ärzteblatt 101 (H. 37): A2468–74.

Hehlmann T, Schmidt-Semisch H, Schorb F. (2018) Soziologie der Gesundheit. München: UVK Verlag.

Herrmann B. (1990) Arbeiterschaft, Naturheilkunde und der Verband Volksgesundheit (1880–1918). Frankfurt/M.: Peter Lang.

Hill PL, Turiano NA, Hurd MD, Mroczek DK, Roberts BD. (2011) Conscientiousness and longevity: an examination of possible mediators. Health Psychol. Sep;30(5): 536–541.

Hinz A, Hübscher U, Brähler E, Berth H. (2010) Ist Gesundheit das höchste Gut? – Ergebnisse einer bevölkerungsrepräsentativen Umfrage zur subjektiven Bedeutung von Gesundheit. Gesundheitswesen 72 (H. 12): 897–903.

Hippokrates (1938): Die Werke des Hippokrates, Teil 14: Die hippokratischen Lehrsätze (Aphorismen), übersetzt von G. Sticker. Stuttgart: Hippokrates-Verlag.

Hoebel J, Michalski N, Baumert J, Nowossadeck E, Tetzlaff F. (2025) Die Lebenserwartungslücke: Sozioökonomische Unterschiede in der Lebenserwartung zwischen Deutschlands Regionen. J Health Monit. 10(1):e13003. https://doi.org/10.25646/13003

Hofmann JA. (1834) Encyclopädie der Diätetik oder allgemeines Gesundheits-Lexicon. Leipzig: Baumgärtner (erweiterte Ausgabe von 1842 vollendet von Jonathan Braun).

Hollstein T. (2019) Sport als Prävention: Fakten und Zahlen für das individuelle Maß an Bewegung. Dtsch Arztebl 116 (H. 35–36): A-1544 / B-1273 / C-1253.

Hufeland CW. (1797) Die Kunst das menschliche Leben zu verlängern [Haupttitel der späteren Auflagen: *Makrobiotik*]. Jena: Akademische Buchhandlung.

Jütte R. (1996) Geschichte der Alternativen Medizin. Von der Volksmedizin zu den unkonventionellen Therapien von heute. München: C.H. Beck.

Kalch A. (2019) Persönliche Erfahrungen in Gesundheitsbotschaften. Die Wirkung von Narrationen auf Prävention und Gesundheitsförderung. Wiesbaden: Springer VS.

Keuck LE. (2023) Fleischkonsum und Leistungskörper in Deutschland 1850–1914. Göttingen: Wallstein.

Klose KL. (1825) Grundsätze der allgemeinen Diätetik. 2 Bände. Leipzig: Kummer.

Klotter C, Depa J, Humme S. (2015) Gesund, gesünder, Orthorexia nervosa. Modekrankheit oder Störungsbild? Eine wissenschaftliche Diskussion. Wiesbaden: Springer Fachmedien.

Kluge G. (1910) Langes Leben und gesundes Alter. Aerztliche Rathschläge, die Alterserscheinungen zu verhüten und sich die Frische der Jugend zu erhalten. Berlin: Salle.

Kneipp S. (1888) Meine Wasserkur, durch mehr als 30 Jahre erprobt und geschrieben zur Heilung der Krankheiten und Erhaltung der Gesundheit. 5. Auflage. Kempten: Verlag der Joh. Kösel'schen Buchhandlung.

Kneipp S. (1897). So sollt ihr leben! Winke und Rathschläge für Gesunde und Kranke zu einer einfachen, vernünftigen Lebensweise. Kempten: Verlag der Joh. Kösel'schen Buchhandlung.

Kockerbeck C. (2011) Jacob Moleschott: „Ohne Phosphor kein Gedanke". Biologie in unserer Zeit 41 (1): 74–75.

König J. (1882) Procentische Zusammensetzung und Nährgeldwerth der menschlichen Nahrungsmittel nebst Kostrationen und Verdaulichkeit einiger Nahrungsmittel. Berlin: Julius Springer.

Körner T. (2021) In der Männer-Republik. Wie Frauen die Politik eroberten. Köln: Kiepenheuer&Witsch.

Kollenbach D. (1974) Maximilian Oskar Bircher-Benner (1867–1939): Krankheitslehre und Diätetik. Diss. med. Köln.

Krätz O. (2009) „... ja die Erbsen, meine Herren ...". Friedrich Johann Woyzeck, Georg Büchner, Justus Liebig und Alban Berg. Kultur & Technik. Das Magazin aus dem Deutschen Museum 4: 34–39.

Kühn H. (1993) Healthismus. Eine Analyse der Präventionspolitik und Gesundheitsförderung in den U.S.A. Berlin: Edition Sigma.

Kümmel WF. (1989) Kopfarbeit und Sitzberuf: das früheste Paradigma der Arbeitsmedizin. Jahrb Inst Gesch Med Robert Bosch Stiftung 6: 53–70.

Kujala UM. (2018) Is physical activity a cause of longevity? It is not as straightforward as some would believe. A critical analysis. British Journal of Sports Medicine 52: 914–918.

Kupfer A. (1996) Die künstlichen Paradiese. Rausch und Realität seit der Romantik. Ein Handbuch. Stuttgart: J.B. Metzler.

Lampert T, Kuntz B. (2019). Auswirkungen von Armut auf den Gesundheitszustand und das Gesundheitsverhalten von Kindern und Jugendlichen. Bundesgesundheitsbl 62: 1263–1274. https://doi.org/10.1007/s00103-019-03009-6

Lanzke A, Frimmer V, Schulze AK, Gießelmann K. (2026) Hausmittel auf dem Prüfstand, Deutsches Ärzteblatt 123 (H. 3): 81–86.

Laufer C. (2019) „Ohne Experiment, ohne Mikroskop, ohne Laboratorium." August Hirsch (1817–1894) und die Historisch-Geographische Pathologie an der Schwelle zur bakteriologischen Ära. Diss. sc. hum. Mannheim/Heidelberg.

Leupoldt JM. (1828) Eubiotik. Oder Grundzüge der Kunst, als Mensch richtig, tüchtig, wohl und lang zu leben. Berlin, Leipzig: bei G. Reimer.

Liebig J. (1842) Die organische Chemie in ihrer Anwendung auf Physiologie und Pathologie. Braunschweig: Vieweg.

Mackert N. (2023) Gesundes Essen messen. Proteine, Kalorien und die Geschichte des Diskurses um gesunde Ernährung. Aus Politik und Zeitgeschichte 73 (30–32): 34–40.

Mani N. (1976) Die wissenschaftliche Ernährungslehre im 19. Jahrhundert. In: Heischkel-Artelt E. (Hrsg.) Ernährung und Ernährungslehre im 19. Jahrhundert. Vorträge eines Symposiums am 5. und 6. Januar 1973 in Frankfurt am Main. Göttingen: Vandenhoeck&Ruprecht, S. 22–75.

Mattig, T. (2013) Das gescheiterte Präventionsgesetz: ein Lehrstück (Arbeitspapier 9). Bern und Lausanne: Gesundheitsförderung Schweiz.

Melzer J. (2003) Vollwerternährung. Diätetik, Naturheilkunde, Nationalsozialismus, sozialer Anspruch. Stuttgart: Franz Steiner.

Mensink GBM, Schienkiewitz A, Haftenberger M, Lampert T, Ziese T, Scheidt-Nave C (2013) Übergewicht und Adipositas in Deutschland. Ergebnisse der Studie zur Gesundheit Erwachsener in Deutschland (DEGS1). Bundesgesundheitsbl 56: 786–794.

Moebus S, Hanisch JU, Neuhäuser M, Aidelsburger P, Wasem J, Jöckel KH. (2006) Bestimmung der Prävalenz des Metabolischen Syndroms nach NCEP ATP III in Deutschland: Machbarkeit und Qualitätsaspekte eines zweistufigen Erhebungsansatzes in 1550 zufällig ausgewählten hausärztlichen Praxen. German Medical Science Oct 9:4: Doc07.

Moleschott J. (1850a) Die Physiologie der Nahrungsmittel. Ein Handbuch der Diätetik. Darmstadt: Carl Wilhelm Leske.

Moleschott J. (1850b) Lehre der Nahrungsmittel. Für das Volk. Erlangen: Enke.

Müller J. (1833) Handbuch der Physiologie des Menschen für Vorlesungen. Ersten Bandes erste Abtheilung. Coblenz: J. Hölscher.

Paracelsus (1965) Septem Defensiones 1538 [Erstausgabe: St. Veit in Kärnten, am 19. Tag Augusts 1538]. In: Werke, besorgt von Will-Erich Peuckert, Bd. 2. Darmstadt: Wissenschaftliche Buchgesellschaft, S. 497–531.

Patel PJ, Burford B, Ioannidis JPA. (2015) Assessment of vibration of effects due to model specification can demonstrate the instability of observational associations. J Clin Epidemiol. 68(9): 1046–1058. https://doi.org/10.1016/j.jclinepi.2015.05.029

Pfetzing A. (2007) Schlafhygiene. In: Peter H, Penzel T, Peter JH.: Enzyklopädie der Schlafmedizin. Heidelberg: Springer, S. 1090–92.

Pollmer U. (2013) Im Erbsenwahn. https://www.deutschlandfunkkultur.de/im-erbsenwahn-100.html

Public Health Index. Gesundheitsschutz im europäischen Vergleich (2025). Herausgegeben vom AOK-Bundesverband und dem Deutschen Krebsforschungszentrum. https://www.aok.de/pp/public-health/index/

Rather LJ. (1968) The „Six Things Non-Natural“: origins and fate of a doctrine and a phrase. Clio Medica 3: 337–47.

Rehbock T. (2002) Autonomie – Fürsorge – Paternalismus. Zur Kritik (medizin-)ethischer Grundbegriffe. Ethik in der Medizin 14: 131–50.

Riedweg C. (2001) Pythagoras [2], in: Der Neue Pauli. Enzyklopädie der Antike. Altertum. Bd. 10, Sp. 649–53.

Ritter GA (1983) Die Sozialversicherung in Deutschland 1881–1914. Entstehung – Charakter – Wirkungen. Aus Politik und Zeitgeschichte 34 (27.8.1983): 30–38.

Rohde J. (2007) Hungern und Diät nach dem Vinzenz Prießnitz'schen Familien-Wasserbuch von 1847. Forschende Komplementärmedizin 17: 33–38.

Romberg D. (2011) Die Röntgenreihenuntersuchung (RRU) als Mittel der Tuberkuloseprävention in Deutschland nach 1945. Diss. Med. Köln.

Sauerberg M. (2021) The impact of population's educational composition on Healthy Life Years: An empirical illustration of 16 European countries. SSM – Population Health 15, September, 100857.

Schäfer D. (2004) Alter und Krankheit in der Frühen Neuzeit. Der ärztliche Blick auf die letzte Lebensphase. Frankfurt/M.: Campus.

Schäfer D, Mallmann P. (2005) Gynäkologischer Alltag im "Dritten Reich". Das Beispiel der Kölner Universitätsfrauenklinik. Geburtshilfe und Frauenheilkunde 65: 862–67.

Schlaf gut, Deutschland. TK-Schlafstudie. (2017) Online: https://www.tk.de/resource/blob/2033604/118707bfcdd95b0b1ccdaf06b30226ea/schlaf-gut-deutschland-data.pdf

Schmitt W. (1973) Theorie der Gesundheit und ‚Regimen sanitatis' im Mittelalter. Habilitationsschrift, Ruprecht-Karl-Universität Heidelberg (ungedruckt).

Schöler JH. (2005) Über die Anfänge der Schwedischen Heilgymnastik in Deutschland – ein Beitrag zur Geschichte der Krankengymnastik im 19. Jahrhundert. Diss. med. Münster.

Schreber DGM. (1843) Das Turnen vom ärztlichen Standpunkte aus, zugleich als eine Staatsangelegenheit. Leipzig: Mayer & Wigand.

Schreber DGM. (1855) Aerztliche Zimmergymnastik oder Darstellung und Beschreibung der unmittelbaren, keiner Geräthschaft und Unterstützung bedürfenden, daher stets und überall ausführbaren heilgymnastischen Bewegungen für jedes Alter und Geschlecht und für die verschiedenen speciellen Gebrauchszwecke. Leipzig: Friedrich Fleischer.

Schütte S. et al. (2023) Prävalenz des metabolischen Syndroms. Eine Analyse auf Basis von Routinedaten einer gesetzlichen Krankenversicherung. Die Innere Medizin (5). Online: https://doi.org/10.1007/s00108-023-01510-4

Spiekermann U. (2024) Ernährungswissenschaft(en), Wirtschaft und Staat. Geschichte einer Symbiose. Online: https://uwe-spiekermann.com/2024/05/24/ernahrungswissenschaften-wirtschaft-und-staat-geschichte-einer-symbiose/

Stamatakis E et al. (2019) Sitting time, physical activity, and risk of mortality in adults. Journal of the American College of Cardiology 73 (H. 16): 2062–72.

Stapf JE. (1822) Ueber Diätetik im Geiste und nach den Bedürfnissen der homöopathischen Heilkunst. Archiv für die homöopathische Heilkunst 1 (H. 3): 117–154.

Stolberg M (2012) 'Abhorreas pinguedinem': Fat and obesity in early modern medicine (c. 1500–1750). Studies in History and Philosophy of Biological and Biomedical Sciences 43: 370–78.

Stolleis M. (1982) „Von dem grewlichen Laster der Trunckenheit" – Trinkverbote im 16. und 17. Jahrhundert. In: Völger G, von Welck K. (Hrsg.) Rausch und Realität: Drogen im Kulturvergleich. Bd. 1 Reinbek: Rowohlt, S. 177–191.

Sudhoff K. (1925) Pestschriften aus den ersten 150 Jahren nach der Epidemie des „Schwarzen Todes" 1348. Archiv für Geschichte der Medizin 17: 241–91.

Sundelin K. (1826) Handbuch der allgemeinen und speciellen Krankheitsdiätetik. Berlin: Rücker.

Teuteberg HJ (1989) Kleine Geschichte der Fleischbrühe. Die Rolle von Fleischextrakt, Bouillonwürfeln und Speisewürze für die Ausbildung der Ernährungswissenschaft und Lebensmittelindustrie. Münster: Selbstverlag.

Teuteberg HJ (1994) Zur Sozialgeschichte des Vegetarismus. Vierteljahrschrift für Sozial- und Wirtschaftsgeschichte 81 (H. 1): 33–65.

Thießen M. (2017) Immunisierte Gesellschaft. Impfen in Deutschland im 19. und 20. Jahrhundert. Göttingen: Vandenhoeck & Ruprecht.

Tiedemann F. (1836) Untersuchungen über das Nahrungs-Bedürfniss, den Nahrungs-Trieb und die Nahrungs-Mittel des Menschen. Darmstadt: Carl Wilhelm Leske.

Topp J, Westenhöfer J, Scholl I, Hahlweg P. (2017) Shared decision-making in physical therapy: a cross-sectional study on physiotherapists' knowledge, attitudes and self-reported use. Pat Educ Couns. https://doi.org/10.1016/j.pec.2017.07.03

Virchow R. (1848) Was die „medicinische Reform“ will. Medicinische Reform 1 (10.7.): o. S.

Virchow R. (1868) Ueber Nahrungs- und Genußmittel. Vortrag, gehalten im Saale des Handwerker-Vereins. Berlin: Lüderitzsche Verlagsbuchhandlung.

Vögele J. (2002) Im Kampf gegen die Säuglingssterblichkeit. Säuglingsernährung und Stillpropaganda. Ein Beitrag zur Geschichte der öffentlichen Gesundheitsfürsorge. In: Teuteberg H-J. (Hrsg.) Der Bürger im Staat 52 (4), Themenheft: Nahrungskultur. Essen und Trinken im Wandel: 226–232.

Voit C. (1876) Ueber die Kost in öffentlichen Anstalten: Vortrag, gehalten am 13. September 1875 in der ersten Sitzung des Congresses für öffentliche Gesundheitspflege zu München; nebst einem Anhange: Methode der Untersuchung der Kost auf die in ihr enthaltenen Nahrungsstoffe. München: Oldenbourg.

Volkmer D. (1994) Selbstmord mit Messer und Gabel. Eine Bestandsaufnahme unserer Ernährung. Sulzbach: Energetik Verlag.

Wagner P, Brehm W. (2008) Körperlich-sportliche Aktivität und Gesundheit. In: Beckmann J, Kellmann M. (Hrsg.) Enzyklopädie der Psychologie. Band D/V/2: Anwendungen der Sportpsychologie. Göttingen: Verlag für Psychologie Hogrefe, S. 543–608.

Westendorf W. (1978) Altes Ägypten. In: Schipperges H, Seidler E, Unschuld PU. (Hrsg.) Krankheit, Heilkunst, Heilung. Freiburg: Karl Alber, S. 115–43.

Wildberg, CFL. (1828) Handbuch der Diaetetik für Menschen im gesunden Zustande. Leipzig: Cnobloch.

Wilson C. (2019) Was sollen wir essen? Spektrum der Woche 47 (21.11.). Online: https://www.spektrum.de/kolumne/was-sollen-wir-essen/1685738

Wöhrle G. (1990) Studien zur antiken Gesundheitslehre. Stuttgart: Franz Steiner.

Wolff E. (2010) Zwischen „Zauberberg" und „Zuchthaus". Das Sanatorium „Lebendige Kraft" von Max Bircher-Benner. In: Graf E, Wolff E. (Hrsg.): Zauber Berge. Die Schweiz als Kraftraum und Sanatorium. Baden: hier + jetzt, Verlag für Kultur und Geschichte.

Zimmermann JG. (1995) Von der Diät für die Seele, hrsg. von Benzenhöfer U, vom Bruch G. Hannover: Laurentius.

Stichwortverzeichnis

D. Schäfer, *Warum es uns so schwerfällt, gesund zu leben*,
https://doi.org/10.1007/978-3-662-73781-1

I

J

K

L

M

O

P

Q

R

S

T

V

W

X

Z

GPSR Compliance
The European Union's (EU) General Product Safety Regulation (GPSR) is a set of rules that requires consumer products to be safe and our obligations to ensure this.

If you have any concerns about our products, you can contact us on

ProductSafety@springernature.com

In case Publisher is established outside the EU, the EU authorized representative is:

Springer Nature Customer Service Center GmbH
Europaplatz 3
69115 Heidelberg, Germany

www.ingramcontent.com/pod-product-compliance
Lightning Source LLC
LaVergne TN
LVHW060445051026
849518LV00002B/618
9783662737804